0~6岁

视障儿童
康复训练
家庭指导

张琳　张悦歆　等编著

化学工业出版社

·北京·

内容简介

视力障碍不仅影响儿童的视觉功能，还会影响综合信息的获取和整合，进一步影响中枢神经系统的生长发育。视力障碍儿童越早进行康复训练，效果越明显，康复训练对其人生意义重大。本书旨在帮助家长了解视力障碍儿童生长发育的基础知识及康复理念，通过家庭训练图示提供简单可操作的活动方案，使儿童的康复可在家庭环境中实施操作。通过这些训练，希望及早、有效地改善视力障碍给儿童所带来的功能障碍，促进儿童生长发育，提高其综合能力的发展。为儿童顺利入园、入学提供支持。本书可供视障儿童家长以及康复机构训练人员阅读参考。

图书在版编目（CIP）数据

0～6岁视障儿童康复训练家庭指导/张琳等编著. —北京：化学工业出版社，2021.1

ISBN 978-7-122-38062-3

Ⅰ.①0… Ⅱ.①张… Ⅲ.①儿童－视觉障碍－康复训练 Ⅳ.① R779.7

中国版本图书馆 CIP 数据核字（2020）第 244203 号

责任编辑：陈燕杰 何 芳 李 媛　　　　　　装帧设计：王晓宇
责任校对：王 静

出版发行：化学工业出版社
　　　　　（北京市东城区青年湖南街13号　邮政编码100011）
印　　装：三河市延风印装有限公司
850mm×1168mm　1/32　印张5$\frac{3}{4}$　字数146千字
2021年4月北京第1版第1次印刷

购书咨询：010-64518888
售后服务：010-64518899
网　　址：http：//www.cip.com.cn
凡购买本书，如有缺损质量问题，本社销售中心负责调换。

定　　价：56.00元

编 著 者

张　琳　张悦歆　郭　楠　王丽丽

熊慧敏　朱　琳　阎　嘉　王蒙蒙

前言

　　视力障碍儿童（简称视障儿童）是一类有特殊需要的群体，0～6岁是儿童生长发育的最重要阶段，也是他们心理发展的关键时期。这一阶段的视障儿童的主要生活环境在家庭，家长是他们最好的陪伴者与引领者。视力障碍是指由于各种先天性和后天性眼病，如青光眼、白内障、视网膜母细胞瘤、视网膜色素变性、黄斑变性、小眼球、眼外伤等，造成视力、视野完全或部分的损失。由于视觉是人类观察外部世界的主要来源，所以视力障碍不仅影响儿童的视觉功能，还会影响儿童的综合信息的获取和整合，进一步影响中枢神经系统的生长发育。儿童年龄越小，其生理和心理发展受到的影响越大，而越早进行康复，效果越明显，对其今后的人生帮助越大。

　　本书旨在帮助家长进一步了解视力障碍儿童生长发育的基础知识及康复理念，学会掌握和运用这些知识，解决他们生长发育中所出现的实际问题，改善他们由于视力障碍所带来的功能障碍，促进其生长发育，提高其综合能力的发展，为今后顺利入园、入学提供支持。

　　编者本着面对家长群体的实际情况和实际需求，以通俗易懂的语言介绍了视障儿童康复理念及知识、概念，并设计了简单可操作的活动方案，使儿童的康复可在家庭环境中实施操作。

本书是2016年北京市社会科学基金项目"0～6岁视力残疾儿童综合康复体系研究"的成果之一。本课题依托单位为北京联合大学，课题负责人张琳。北京师范大学教育学部特殊教育研究所张悦歆博士为课题主要参与人员。北京联合大学郭楠、熊慧敏、朱琳、阎嘉，邯郸学院王蒙蒙，北京市盲人学校王丽丽老师等人参与了课题的工作，并参与了本书的写作工作。

在课题开展中，北京联合大学特殊教育学院任伟宁、徐娟副教授对课题进行了指导和支持，北京圣康华眼科医院刘熙朴教授从视觉康复角度提出了有效的建议，成都特殊教育学校雷英老师、重庆特殊教育学校邵宇老师、宁波特殊教育中心学校袁东老师、北京市盲人学校张显老师从不同方面给予了大力支持，多位视障儿童家长将自己的宝贵经验进行了无私分享，在此一并致谢！

本书在编写过程中难免有疏漏不当之处，请各位贤达同仁一并指正！

编著者

2021年1月

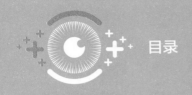

目录

CHAPTER ONE

第一章

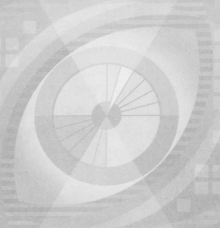

视障儿童
早期综合康复概述

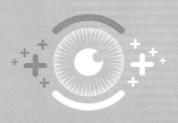

0～6岁是儿童生理、心理飞速发展的时期，也是发展的关键时期。此时，他们身体各部分的结构不断发展、分化和完善，功能不断成熟，对客观现实反映的认识也在不断扩大、改善、日趋完善和复杂化。如果视障儿童的病因仅为单纯的眼部疾病，原则上并不会影响儿童整体及除视功能外其他的生长发育。但是由于视觉是人类观察世界的最直接的信息来源，80%以上的外界信息来自于视觉（钱志亮，2002），同时也是反馈最为迅速的信息交互通道，信息的缺乏和非及时沟通不可避免地影响到视障儿童探索周围世界的主动性。众所周知，儿童发展正是建立在无数次主动探索的基础上，正是在这种蕴含着失败和成功的探索过程中，儿童得到锻炼，获取经验和教训，从而促进自身的生理和心理发展。因此，如果没有相应的干预，由于视力障碍带来的损害将不仅仅局限于视觉损害本身，而将涉及发展的各个方面，年龄越小的儿童受到的影响也就越为明显。

根据2000年第五次全国人口普查的数据推算，全国视力残疾儿童约为10.9万，每年新增0～6岁视力残疾儿童人数约为1.6万。但据2015年中国残疾人联合会残疾人事业专项彩票公益金助学项目资助的数据统计，受到项目资助的0～6岁视力残疾儿童仅为415人，与推算的人数之间存在着巨大的差距。由此可见，目前，视障儿童的早期康复、教育还处于起步阶段，绝大多数的视障儿童并没有得到相应的早期康复及教育的支持，这种情况也需要引起社会的广泛重视。

综上所述，针对视障儿童特点，对他们进行恰当有效的早期康复训练，不仅能够促进其生长发育，更能够改善其由于视觉障碍所带来的各种功能障碍，为他们今后自主地走向社会、融入社会提供基本保障。

儿童生长发育的主阵地在家庭，家长是孩子第一任也是最重要的引导者和教育者。视障儿童的家长掌握相应的康复训练方法，在家庭中，在儿童的日常生活中，进行恰当有效的康复训练，这样的训练可以不受场所和时间的影响，更为持续和灵活，避免错过儿童发育中的"关键期"，直接对儿童的生长发育起到重要的促进作用。

第一节
视障儿童综合康复概念与理论基础

　　康复的内涵是非常丰富的，不仅包含对疾病本身带来的功能障碍进行针对性的医疗手段进行康复，更是延伸到教育、心理干预、社会支持等各个方面，通过各种支持性手段，使有障碍的人群能够在生活和工作的环境中达到最佳的功能状态。减轻障碍所带来的影响，最大限度地适应正常的社会活动，融入社会，实现自身需求。目前在 ICF 分类系统和生态系统理论的支持下，康复针对的已不仅限于疾病本身，而是着眼于整个人，并将人置于社会环境中，从其生理、心理、社会及经济能力等多方面进行全面康复。

　　本书中视障儿童综合康复的概念来源于 2007 年 2 月 2 日国家教育部颁布的"盲校义务教育课程设置实验方案"中的"综合康复"课程名称，该课程在义务教育阶段 1～3 年级开设。2016 年我国教育部颁布的全日制盲校义务教育课程标准中明确规定了该课程是"通过综合地应用多种措施，减轻视力残疾及其他残疾造成的障碍，提高学生身心、社会功能水平的实践性、补偿性课程"。与其他课程不同，该课程并没有设定统一的教学内容和标准，而是"根据对学生能力水平和康复需求的评估，选择相应模块进行康复训练"，以"丰富学生的认知经验，促进多重感官的运用和发展，改善机体运动功能，初步学会生活自理，习得恰当行为，减少后续学习和生活中的困难"为课程内涵。从中不难看出，综合康复并不是传统意义上的课程，而是为了帮助学龄期视障儿童更好地适应学习生活需求，促进身体各方面综合发展的综合训练模块。根据视障儿童个体情况和发展的不同，综合康复对于每一名儿童的康复内容及方法也有所差别。

　　综合康复的内容包括通过各种康复技术和方法，从而使视障儿童因视力障碍所带来的各种影响得以减轻，并对其生活、学习、社会交往、职业发展等各方面能力产生良性可持续发展影响。本书中的视障儿童综合康复借鉴视障教育扩展核心课程的9大领域（张悦歆，2017）分类法，在此基础上聚焦运动能力、感觉能力、生活技能、定向行走、社会交往、补偿性学习能力、使用科技和辅助技术能力、娱乐休闲技能和自我决定能力等领域的内容。主要针对0～6岁视障儿童的特点，提供相应的家庭康复训练的指导意见和训练的方法，供家庭康复训练指导人员（包括训练师、家长）等应用。

康复是在医学康复理论的基础上，吸收借鉴各学科的理论逐步形成的，因此，涉及多个学科领域，如医学、生物学、心理学、教育学、社会学、哲学等，理论基础十分广泛。近年来，ICF分类系统和布朗芬的生态系统理论注重环境对残疾儿童身心发展的影响，注重康复团队的合作和多元化。在其指导下，针对残疾儿童功能进行早期干预、早期康复和无障碍支持，对视障儿童综合康复的发展产生了深远的影响。下面对此做简单介绍。

一、ICF分类系统

2001年《国际功能、残疾与健康分类》（简称ICF）标准在日内瓦通过，世界卫生组织建立了一种从生物、心理和社会角度认识残损所造成影响的理论模式。认为残疾不仅仅是一种个人的特征，更是一种由社会环境形成的复合功能状态。ICF的分类对象不是以人为单位进行归类，而是对人的健康和与健康有关的状况进行分类，按照其健康和与健康有关的领域去说明每个人所处的情况。"残疾"或"障碍"并不是专属的概念，而是一种普适性的概念。任何人在一生中都有可能因为健康状况受到影响而导致自身出现障碍，这种"障碍"是动态性的，因此，可以是暂时性的，可以随着身体健康变化而出现、减轻或消失。

ICF分类系统以身体功能（代码b）、身体结构（代码s）、活动和参与（代码d）以及环境因素和个人因素（代码e）四个维度，每个维度0～4分的分级方法对存在"障碍"的个体情况进行说明。认为"障碍"除了与身体的生理功能和心理功能、身体的各部分结构以及个体活动和参与性相关外，还与其周围环境密切相关。这些环境因素是指个体生活的自然、社会环境和态度环境，是个体生活和生存的特殊背景，同时还包括不属于健康状况的某些特征，如家庭矛盾和经济背景等。对于低龄视障儿童来说，上述环境因素对儿童的成长尤为重要，由于儿童本身对多数事件无法自主决定，家庭、社区以及社会的环境因素则往往会成为决定这些事件的主导因素。

ICF认为周围物理环境是非常重要的，任何人都可能因为周围不完善的环境而处于"障碍"状态中，反之，如果周围是设计良好的无障碍环境，一个身体有损伤的人也可能是无障碍的。如普通楼梯对于低龄儿童、乘坐轮椅的人、有膝关节疾病的人及老年人来说，就是引发其"障碍"的环境因素，但如果将楼梯改造成为坡度合适的坡道后，或者采用升降平台后，这个"障碍"就会消除。因此，ICF系统特别关注身心障碍、健康状态与功能限制三者之间的互动关系，在评估和康复的过程中，不仅关注残疾者本身的病理状况，同时关注他们在环境中所具有的活动能力与各种能力，强调改变周围环境对其能力的改善和恢复。

2007年世界卫生组织特别针对儿童与青少年提供了ICF-CY分类架构，依据儿童发展特点，注重功能描述，强调环境因素和个人因素对儿童功能和身心发展、活动以及参与水平的影响，认为对于残疾儿童应该采取早期干预和康复措施，改变环境因素和个人因素，从而促进儿童功能的恢复，改善他们活动和参与的能力。

二、生态系统理论

生态系统理论是由布朗芬·布伦纳提出的，该理论将环境看作一个不断变化发展的动态过程，强调发展来自于人与环境的相互作用。

人生活于其中并与之相互作用的不断变化的环境即为行为系统，影响儿童发展的系统可以分为四个层次，即微系统、内部系统、外部系统、宏观系统。布伦纳认为"有机体与其所处的即时环境的相互适应过程受各种环境之间的相互关系以及这些环境赖以存在的更大环境的影响"。

对于儿童来说，布朗芬的生态系统理论提示他们的发展不但来源于自身，也与其身处的小环境、中环境、外环境和大环境密切相关，他们所处的家庭、伙伴、邻里、社区、教育机构乃至于整个社会，其中的任何变化都会影响到身处于其中的儿童的身心发展。正如2001年教育部颁发的《幼儿园教育指导纲要（试行）》中指出："环境是重要的教育资源，应通过环境的创设合理利用，有效促进幼儿的发展"。

对于视障儿童来说，环境的变化对他们身心发展的影响显然更大。理论上说，对视障儿童家庭、视障儿童教育机构以及对其所生活的社区进行支持，不断加强视障儿童之间、视障儿童与普通儿童之间、视障儿童家长之间的交流，构建人文、关爱、开放的外部环境，将对他们的成长起到有利的促进作用。但是，不可否认的是，目前多数视障儿童所处的外部环境并不乐观。首先，他们从自己家庭内部获得的支持缺乏科学指导，许多儿童是家中第一个宝宝，家长没有养育视障儿童甚至是普通儿童的经验，从而可能错过他们各项能力最佳的发展时期。其次，社区对家庭的支持也常常是非针对性的、低效的，许多家庭在面临问题的时候难以在社区获得具体的、实际的支持。

无疑，视障儿童需要家长更为专业的养育，但是许多家庭存在着相当大的困难。如他们需要专业眼科医疗和后期康复，手术及康复的费用较高；家长陪伴年幼孩子进行治疗和康复而无法正常工作，导致家中缺乏经济来源；孩子在3～6岁时难以和普通儿童一样进入幼儿园就学，仍然需要家长看护；缺乏专业特殊教育机构，家长难以得到教育方面的指导，这些问题的存在，使得许多视障儿童的家庭面临经济困难、缺乏康复和特殊教育知识、时间和精力不足等方面的困难。因此，在视障儿童早期康复和教育中，家庭的生态环境需要重视。

综上所述，在0～6岁视障儿童综合康复中，一方面家长应注意利用有利的外部环境，为他们的康复提供支持；另一方面应加强呼吁，得到政府和社会的支持，加强外部环境的建设，改善视障儿童生存与发展的外部环境。

第二节
0～6岁视障儿童的身心发展特点

本书中所指的0～6岁视障儿童，主要是指0～6岁阶段的视力障碍儿童。当然，也包含视力障碍伴有其他类型残疾的多重残疾儿童，以及虽然年龄超过6岁，但部分功能经过评估仍然处于6岁以下水平者。

根据我国视力残疾的标准，双眼最佳矫正视力小于0.3为视力残疾，其中根据个体情况的不同，又可分为以下四个等级（表1-1）。

表1-1　视力残疾分级

类别	级别	最佳矫正视力
盲	一级	无光感至小于0.02；或视野半径＜5°
	二级	≥0.02但＜0.05；或视野半径＜10°
低视力	三级	≥0.05但＜0.1
	四级	≥0.1但＜0.3

注：1. 盲或低视力均指双眼而言，若双眼视力不同，则以视力较好的一眼为准。

2. 如仅有单眼为盲或低视力，而另一眼的视力达到或优于0.3，则不属于视力残疾范畴。

3. 最佳矫正视力是指以适当镜片矫正所能达到的最好视力，或以针孔镜所测得的视力。

4. 视野半径＜5°或＜10°者，不论其视力如何均属于盲。

一、视力的含义及相关检查方法

视力代表眼的视网膜黄斑区中心部位的功能，是指分辨细小的或遥远的物体及细微部分的形态和大小的能力。在一定条件下，眼睛能分辨的物体越小，视觉的敏锐度越大，因此视力的基本特征在于辨别两点之间距离的大小，可分为中心视力和周边视力。

视力障碍儿童的康复及教育中，视力这个概念所包含的内容非常多，除了大家熟悉的远视力、近视力、视野外，还有功能性视力、教育性低视力、教育性盲等名称。家长有必要了解这些方面的内容，并掌握简单的测量方法，从而进一步理解孩子的视力状况，为康复和教育提供支持。

1. 远视力及其检查法

我国残疾分类标准中所指的视力即是指远视力，是指中心视力识别远方物体或目标的能力。其检查法主要是以下两种。

（1）视力表检查法

在充足光线条件下，使用"标准对数视力表"或"儿童视力表"即可测出。通用的远视力表主要有2.5m和5m款，是指测量时受测者与视力表之间的测量距离。远视力表的最上面一行即为0.1，如果在规定的距离下无法看清第一行"E"字的开口方向，可让受测者前行至可看到的位置并记录该位置与视力表之间的距离，应用下列的公式进行计算。

$$视力 = \frac{受测者距离视力表距离\,(m)}{5m} \times 0.1$$

3岁以下儿童很难理解视力表的含义从而进行配合，因此对于他们一般是根据婴幼儿视觉发育的规律，对其视觉行为进行观察，从而做出大致的判断。3岁以上儿童可以在训练后，用语言表达所观察到的事物，配合检查，可以使用"儿童视力表"进行检查，检查方法与"标准对数视力表"一致。

（2）实物检查法

对于年龄较小、无法用视力表测试的婴幼儿，或只想粗略了解其视力情况的视觉障碍儿童，可以使用实物测定视力。应用下列的公式计算。

$$视力 = \frac{1.5}{实物直径\,(mm)} \times \frac{实物距离\,(m)}{5\,(m)}$$

实物检查法一般采用乒乓球测试和硬币测试两种形式。

乒乓球测试是在受测者正前方2m处，将直径约为40mm的白色乒乓球放在深色背景上，若受测者能看见并拾起，其视力相当于0.015。

硬币测试是将一枚伍分硬币（直径为24mm）置于受测者面前4m处的深色背景上，受测者若能看见并拾起，则视力相当于0.05。

根据公式，家长可以进行相应地计算，如采用其他的测试物，需要对物体的直径进行测量，代入公式进行计算。在采用这种测试方法时，家长一定要注意测试物和其背景应有很明显的反差，比如乒乓球是白色的，所处的背景应采用黑色，避免白色或浅色背景，便于儿童辨别。同时也要注意测试物应是儿童熟悉的，这样当家长给予寻找物品的指令时，儿童能够听懂并进行寻找。

2. 近视力及其检查法

近视力也称为调节机能或阅读视力，主要是反映两眼受调节作用下的视力敏度。对于视障儿童来说，近视力与他们的学习和日常生活中近距离观察的关系非常密切，其检查更不能忽视。

近视力检查一般使用"国际标准近视力检查表"。检查时将受测者眼睛与视力表的距离保证在30cm处，先查右眼，再查左眼。若受测者能看清1.0视标，则为正常视力；在30cm距离处可看清的视标数则为其近视力数；若在30cm处看不清0.1处视标，可以嘱受测者移近距离直至看清，然后记录下该测试距离，记录方法为：近视力/距离。

如果儿童的近视力在0.3及以下，则基本无法阅读一般书刊（小5号字）；如果近视力在0.5～0.6以上，则一般能顺利阅读书刊、杂志。当然，即使儿童近视力在0.3以下，今后通过适当的助视设备，也可能对普通书刊进行阅读。

另外，在实际应用中，检查近视力也可采用字号辨认这种简单的测试方法，即让受测者辨认字号规格不同的字体或数字，以确定其阅读文字的视觉能力的水平。使用这种测试方法时应注意使用儿童能够掌握的常见字，同时注意字间距和行间距可适当加宽，便于受测儿童进行辨别。

近视力检查时应注意记录受测儿童能够看清的视标以及字号，看清这些内容时的眼与纸张之间的距离，是否需要戴眼镜等，从而为之后的康复和教育提供证据。

3. 视野

视野（visual field）是当眼球固定注视不动时所能看见的空间范围，也称周边视力，其敏锐度要低于中心视力。视野可以使人感知周围环境、物体的方位、物体的运行及其速度，是视功能的重要方面。部分眼部疾病表现为视野受损，使儿童对周围环境的整体把控能力受到很大影响，特别是当儿童运动时，可能会使他们观察范围局限而影响安全。

视野检查包括周边视野检查和中心视野检查。其中中央30°以内范围的视野为中心视野，30°以外范围的视野为周边视野。视野检查要使用专门的仪器检查，这需要专业的医疗、康复人员来进行使用。在这里，主要介绍检查周边视野时可供家长使用的对比视野检查法。

运用对比视野检查法时，测试者与受测者面对而坐，相距0.5m。检查右眼时，受测者的右眼与测试者的左眼对视，并各自遮盖另一只眼，检查左眼时相反。测试者用手指（或持一棉球）置于两人之间，从各个方位（上、下、内、外、内上、内下、外上、外下等不同方位）

由外周向中间移动，嘱受测者看到手指（或棉球）后立即示意，即可初步判断视野的大致情况。

视野检查受到测试者经验、检查方法及所用工具和设备等因素的影响，而且还会受到受测者本身精神状态、生理因素以及低龄儿童的理解配合能力等的影响。因此，在测试时应考虑到上述因素，上面所说的检查法还不够精确，可作为参考使用。

4. 功能性视力

功能性视力（functional vision）又称为有效视力（efficiency vision）。是指在日常生活的各种活动中，为了学习、工作、生活、休闲娱乐等多种目的而使用视力的方式。功能性视力受到生理视力、心理、物理和环境等多因素的影响，是通过长期的视觉活动和视觉信息的反馈才能逐渐形成，并通过有关的视觉经验刺激、视觉技能和技巧的一系列训练而提高（刘艳红，2011）。通过后天的不断学习，儿童在视觉发育的同时逐渐积累环境中的各种线索，储备各种经验，提高视觉使用技巧，使功能性视力不断提高。

相对于生理视力来说，功能性视力更反映了视觉障碍儿童在日常生活和学习中使用视觉的能力，与生理视力的检测并不完全统一。在日常生活和学习中不难发现，即使是生理视力完全相同的两名视障儿童，他们的功能性视力也可能有非常明显的差别，而功能性视力较好的视障儿童在日常生活和学习中则表现得更为自如。

有效的功能视力应具备视觉注意行为、视觉检查行为以及视觉指导性运动行为。通过适当的康复训练，视障儿童能够更为有效地运用自己的剩余视力，在生理、心理发展的同时更好地积累视觉经验，并进行反馈性应用。因此，在视障儿童的视力康复中，不能因为视力较弱而"尽量避免使用视觉"，而是应该科学合理地用眼，促进眼部的发育，提高其功能性视力。

功能性视力的评估主要包括寻找光源、注视、视觉敏锐度、视野、扫描能力、追踪能力、搜寻能力、眼肌平衡、远近调适力、注视力转移、色觉、复杂背景辨识力、手眼协调、反光敏感度以及脚眼协调等方面。这些评估的内容实际上也可以看作进行训练的内容。如表1-2所示。

表1-2　功能性视力评估简表（3～4岁）

姓名：　　　　　　　　　　　　　　　　月龄：
性别：　　　　　　　　　　　　　　　　眼病：

评估类别	评估方法	记录
注视能力	在多远距离能够模仿测试者的姿势（站、蹲、抬手、鼓掌等）和表情（笑、生气、噘嘴等）	距离： 描述的准确程度：
	在多远距离能发现固定的物体，并对其轮廓、颜色等加以描述	物体的直径： 距离： 描述的准确程度：
跟踪能力	能否沿着面前的直线或曲线（可采用彩线、彩条）进行自如行走，直至终点	行走的自如程度：
	能否沿着测试的图像用彩色笔在上面进行跟踪涂画	准确程度： 速度：
追踪能力	在多远距离能发现移动的物体（物体与背景应有明显颜色区分），并对其运动轨迹进行跟踪	物体的直径： 距离： 描述的准确程度：
搜寻训练	将一个物体（如彩色玻璃球）放在儿童手中，然后辅助他将物体滚出，当物体静止时让儿童进行寻找	准确程度： 速度： 表现描述：
视觉记忆	将一个物体放置于儿童面前5s，嘱儿童认真观看，再将物体放于一堆物体之中，打乱顺序，让儿童找出正确的物体	准确程度： 速度： 表现描述：
	让儿童观察一张图片1min，然后给儿童另一张有所不同的图片，请他指出不同	准确程度： 速度： 表现描述：

评估类别	评估方法	记录
视觉认知	让儿童观察物体，并出示几张平面图片，让儿童进行匹配	准确程度： 速度： 表现描述：
手眼协调	复制给予的简单符号或图形	准确程度： 速度： 表现描述：

由于被评估的视障儿童年龄较小，因此在评估时特别要注意时机、情境，关注儿童的情绪和身体状况，避免长时间的评估，可分次进行，还要注意评估时儿童年龄的大小、环境设计、背景的选择、灯光的明暗度等。

5. 教育性盲和教育性低视力

教育性盲指视觉受损伤程度严重到无法经视觉进行学习者。教育性低视力则指远距离使用视力困难较大，近距离能够看见物体，视觉是其主要学习手段者。区分这两者，将对今后儿童的学习方式提出指导性意见。

二、视障儿童的身心发展特点

视障儿童的身心发展特点和普通儿童首先具有一致性，遵循儿童发展的基本规律。但是由于视觉是人类获取外界信息的基本途径，并使得机体能够迅速做出恰当地反馈，对机体生存、活动以及思考具有重要意义。因此，当这种信息来源受到阻碍的时候，必然会导致他们的身心发展受到影响。

1. 身体发育受到视力障碍的间接影响

视障儿童身体发育的基本规律原则上与其视觉障碍没有必然的联系，但由于视觉障碍影响了儿童主动探索的积极性，使得他们"练习"

的机会明显低于普通儿童，因此对儿童的身体发育产生间接的影响，这种影响随着儿童年龄的增长而表现得日益明显。如1945～1952年，诺瑞斯·斯帕丁和布鲁德为建立视力障碍儿童运动常模追踪了66名盲童，结果认为目盲本身并不直接导致发展迟滞，只是因为影响了儿童个体经验的获得，从而间接导致他们的运动能力发展迟滞，特别是早期经验的丧失可导致这种迟滞呈现几何级数增长的趋势。因此，从儿童的运动能力来看，视障儿童的前臂支撑、翻、坐、爬、走等大运动能力发展往往比同龄儿童慢。

日本学者五十岚（1978）调查了58例视障碍儿童开始走路的年龄分布，结果如表1-3所示。

表1-3　视觉障碍幼儿开始走路的年龄（五十岚，1978）　（人）

开始走路的年龄	2岁~2岁5个月	2岁6个月~2岁11个月	3岁~3岁5个月	3岁6个月~3岁11个月	4岁~5岁11个月
6个月~11个月	0	1	0	1	0
1岁~1岁2个月	2	1	3	0	2
1岁3个月~1岁5个月	1	2	2	3	3
1岁6个月~1岁11个月	1	1	2	4	5
2岁~2岁5个月	1	1	3	2	1
2岁6个月~2岁11个月		0	1	0	1
3岁~3岁11个月			0	2	0
4岁~5岁11个月					1
不能走	3	3	1	2	2

0～6岁视障儿童康复训练家庭指导

在调查的58名视障儿童中，有10人（17.2%）开始走路的时间为1岁2个月以内，为正常时间段；有11人（19%）开始走路的时间为1岁2个月～1岁5个月，属于走路较晚者；有3人（5.2%）开始走路的时间超过3岁；还有5人（8.6%）即使过3岁也未学会行走。

根据上述的数据，我们也可以做以下的推测。一方面，可以看出视障儿童开始行走时间的平均时间段要晚于普通儿童。但是因为样本量较小，视障儿童的个体差异性较大，每个儿童的生活、教育环境也不尽相同，因此，也不能将这些数值的意义绝对化。我们也可以这样认为，上述数据更大程度上体现了视障儿童的运动发育能力具有明显的个体差异性，更加需要对他们进行科学的早期干预。

由于运动能力与儿童的肌肉、骨骼、神经发育以及感觉统合等方面是相互促进发展的。因此一方面，运动能力的迟滞、运动量的不足会导致视障儿童身体素质不良、身体发育水平低于普通儿童。如20世纪80～90年代，北京医科大学北京儿童青少年卫生研究所、北京师范大学等研究机构曾对国内多所盲校的视障学生进行过身高、体重、胸围、肩宽、骨盆等身体素质等方面的调查，发现指标往往低于同龄儿童。虽然这些测试的情况目前可能有所改善，但是我们也看到靳秀兰等人的研究报告指出，视障学生中体育锻炼习惯不足的人占受调查人数的一半，说明多数视障儿童并没有养成良好的运动习惯。

另一方面，视障儿童身体各方面发育的情况又会影响到他们的运动能力发展，影响了他们对各种运动的喜爱。如肌肉力量、心肺功能不足，会造成他们在跑、跳等活动时容易感到疲劳，完成动作的准确性、持久性低于同龄儿童；感觉统合能力较弱，使他们的运动平衡能力、姿势调整能力等方面较弱，在参与速度快的活动时，难以对即时情况进行快速反应，可能造成儿童更容易受伤而产生恐惧；在需要精细动作完成的各种游戏中，耳眼手协调或触觉方面的发育情况也会影响到他们完成任务的质量。

对于视障儿童身体发育情况，在本书中将有专门章节进行论述。

建议在实际应用中，应以普通儿童的发展发育情况作为基本参照，在一致性的基础上考虑视障儿童的特点，也要结合个体的实际情况。

2. 心理发展与视障种类、程度关系密切

人的心理是客观世界的反映，是在周围环境提供的刺激下产生和发展的。因为引起视觉障碍的情况不同，导致儿童视障的程度也各不相同，与环境的交互方式有所差别，因此，其心理发展也表现出不同的特点。

通常来说，视障儿童通过视觉直接认识周围世界信息的范围和数量要少于普通儿童，导致个体视觉经验的缺失或不完整。而通过听觉、触觉、嗅觉感知对视觉的补充与视觉的直接观察是有差别的，这使得他们在理解和表达上表现出明显的群体及个人特点，用自己易感知的事物来推理"同类"事物。如认为有翅膀的飞机和小鸟是同一类事物；"美丽"可能不是基于表达对象有"大大的眼睛""长长的头发"等普通儿童认知意义上的美丽，而是对方有悦耳的声音和温柔的态度等；对于服装，他们更关注的是其触感而非是颜色和款式，比如柔软光滑的丝绸、软绵绵的绒毛质地可能会比挺括的西装更让他们喜爱。

我们应该理解，各种感知觉有其特点，通常所说的"以手代目""以耳代目"可以在某些方面对视觉进行部分代偿，但并不能完全替代。

如在触觉领域，心理学家认为多数的基本心理能力并不依赖于感觉通道，如在盲人认知能力的研究中，Renzi在心理旋转中的研究发现，先天盲的个体基于触觉和听觉可以产生类似于普通人基于视觉产生的心理表象，表象的心理旋转也与普通人的心理旋转相似。但是，如果面对的是复杂图形，或者是经过透视和空间投影处理的呈现在平面上的凸起图形，视障儿童的触觉识别能力就会下降，正如Magee在1980年观察到先天盲人对于识别带凸点的触摸图画只有12%的成功率。当然，这也涉及图形制作的问题，如果仅仅是将平面图像的轮廓进行凸起制作，规则的图形如正方形、长方形、圆形，全盲的儿童很容易辨认。但是对于像花朵、动物、生活用品、交通工具等复杂图像，即使

是有一定认知经验的成年盲人，在没有任何提示的条件下，他们也很难辨认出来。因此，在康复训练过程中，应当注意，不能简单地认为只要将平面图形制作成凸图，视障儿童就可以理解和学习。其实也正因此及手指触觉敏感度等原因，盲文从最先开始的文字外形凸起的设计变成了目前世界通用的点位凸起设计。

听力是视障儿童获取外界信息的主要途径之一，语言则是他们表达自己需求的方法。因此，对于视障儿童来说，无论是听取声音还是用语言表达方面，他们都表现得更为积极。如许多视障儿童喜欢听录音、电视，语言积累比较丰富，并且喜欢模仿其中他们感兴趣的声音。但是这是否说明视障儿童的听力敏锐度和语言表达能力优于普通儿童呢？通过表1-4的数据我们可发现一些有趣的现象。

表1-4 视障儿童与正常儿（贝利）比较 （个月）

项 目	月龄域		平均值	
	普通儿童	视障儿童	普通儿童	视障儿童
优先听取习惯的语言	5.0～14.0	6.6～11.5	7.9	8.6
对于言语要求的反应	6.0～14.0	6.6～13.5	9.1	9.8
表现丰富的会话	9.0～18.0	6.9～16.0	12.0	9.4
言语模仿	9.0～18.0	8.9～17.5	12.5	10.3
说两句话	10.0～23.0	12.7～32.0	14.2	18.5
用语言通知要求	14.0～27.0	13.2～26.9	18.8	20.6
2个语言文本（只有此项$N=9$）	16.0～30.0	17.9～37.3	20.6	26.3

注：摘自《视力残疾与人类发展的探求——来自婴幼儿研究的洞察》（宇佐见芳弘译，265页）。

在表1-4的数据中，我们可以看到视障儿童的"优先听取习惯的语言"和"对于言语要求的反应"的月龄晚于普通儿童，这反映出他们在低龄时期对一些语言和行为之间难以产生联系，这与儿童无法观察而家长也未有意引导儿童进行语言和行为之间的联想有关。视障儿童会比较积极地对语言进行模仿和练习，因此在"表现丰富的会话"及"言语模仿"这方面的数值明显早于普通儿童。但是在用语言表达的项目中又晚于普通儿童，如"用语言通知要求"项目，这可能与他们对所使用词语所表现的内容并没有完全理解，以及以视觉表象为材料的想象受到限制等有关。因此，这也提示我们应经常和低龄视障儿童进行有意义的语言交流，否则简单的重复和模仿并不能促进他们语言能力的发展。

另外需要我们关注的是，视障儿童常常由于较少参与社会性游戏行为，与同伴之间的交往互动不足，从而可能影响他们的社会技能发展。另外一个影响到视觉障碍儿童社会化的因素是他们看不到他人的社会信号，也不能进行反馈，这就降低了与他人进行互惠互动的机会（Frame，2000；Kirkwood，1997）。这些因素使得他们在与同龄儿童交往时容易出现隔阂，产生消极的心理影响，这也是需要家长和教育工作者关注的问题。

3. 个体差异性大

视障儿童的各方面表现具有很强的个体差异性，这与他们各自的眼病特点、是否合并其他类型残疾等密切相关。

就单纯视力障碍的儿童而言，低视力儿童与先天全盲儿童相比有一定的视觉经验，他们的认知能力、对周围环境的适应能力以及主动参与活动的意识会明显强于全盲的儿童；先天性青光眼的儿童容易伴有头痛、畏光、流泪的症状，这会使得他们不喜欢长时间注视物体，也会有不自主按压眼眶周围以缓解不适的行为；白化病的视障儿童不喜欢在强烈的阳光下活动，他们更加喜欢阴天，会产生不自觉地用手遮盖阳光或眯眼的行为；色盲、色弱的儿童难以分辨和理解颜色，他们可能会对我们看起来颜色非常丰富和鲜艳的图画不感兴趣，甚至觉得画面过于繁杂；斜视的儿童习惯用歪头这样的姿势来进行代偿，因此他们经常会表现为头部的位置不正甚至脊柱出现侧弯；小眼球、小角膜的儿童随着年龄的增长和身体的发育，他们的视力可能会有所提高，而视网膜色素变性、黄斑变性的儿童则有可能视力逐渐退化，视神经炎的儿童可能短时期内视力急剧下降甚至失明。如果合并其他类型残疾，视障儿童的情况就更为多样。

因此，视障儿童在生理上有着完全不一样的各种表现，也可能影响到他们的心理方面，使他们的个体差异性表现得尤为突出。我们需要基本了解视障儿童的眼病及发展的基本规律，从而为他们提供更为有意义的康复训练方案。

第三节
视障儿童早期综合康复的内容和方法

视障儿童早期综合康复是采用多学科理论为基础，关注视障儿童各方面，使用可利用的一切人力、物力、社会、环境资源，从多角度、多方面、多途径对视障儿童进行全方位的综合性康复。

一、视障儿童早期综合康复的原则

1. 早期性原则

视障儿童的早期综合康复需要从什么时候开始？答案自然是越早开始越好。我们理解家长当发现自己的孩子出现视力障碍时的心情，也能够理解家长带着儿童四处求医、希望孩子的视力能够得到改善甚至治愈的心情。但是非常遗憾的是，目前来看，仅仅有非常少的眼病，如白内障、斜视、眼睑下垂等疾病的治疗是客观有效的，多数眼病特别是眼底疾病的效果都并不确切。治疗是必不可少的，但是将所有的时间和希望寄托于治疗的想法同样是不可取的。孩子的成长过程是不可逆的，如果错过一些关键时期，就可能影响孩子某些能力的发展速度和程度。

因此，早期综合康复就是当孩子出生后就应伴随着他们的成长开始。许多家长会认为，孩子还小，什么都不懂，这时只要满足他们的生活需求就可以了，无需康复。但实际上，从我们和孩子接触开始，综合康复就应该融入日常的生活之中。如观察他的视力情况，用色彩鲜艳或带有响声的玩具吸引他对外界的兴趣；在抚触他的时候，配合温柔而坚定的指令，让他逐渐理解两者之间的含义；帮助他做一些动作和锻炼，促进运动功能的发展；在他尽可能表达自己的想法后再给予帮助等。儿童的身心发展具有明显的阶段性特点，因此，尽早开始的康复将对视障儿童的发展起到不可替代的作用。

2. 综合性原则

综合性原则主要指综合康复理论指导的综合性、实施途径的综合性以及实施人员的综合性等方面。

综合康复的理论指导不仅仅限于某一学科领域，而是在医学、生物学、心理学、社会学、教育学等多学科理论指导下，关注到儿童的个体身心发展进行康复；综合康复的实施途径不仅在医院、康复中心，还会在家庭、教育机构、社区，以及儿童生活、学习的各个环境之中；综合康复的实施人员更是涵盖了专业医务人员、教育者、心理治疗师、社会工作者、康复工程人员、家长及与儿童接触的各类人员。

相对于专业人员来说，家长的身份和角色其实就是综合的，家长是儿童的主要教育者、看护者，是与儿童接触最为紧密和时间最长的人员，也是最了解儿童的人员。家长可以结合专业人员的指导，在理解原则的基础上，根据儿童的个体情况，设计出一些适合儿童的活动，对儿童进行康复训炼。

3. 连续性和阶段性相结合原则

视障儿童的综合康复伴行于视障儿童生长发育的整个过程之中，

既具有长期性、连续性的特点，又要注意与儿童身心发展的阶段性特点相结合。一方面康复人员、家长和儿童需要坚持，克服康复过程中的困难；另一方面，应对康复计划的执行进行阶段性地反馈和评估，在长期康复的基础上确定每一阶段的主要任务并进行调整。因此，没有任何一个康复方案是一成不变的，在执行一段时间后，应根据反馈和评估及时进行调整。

4. 视障儿童主体性原则

综合康复应符合视障儿童的身心发展规律，并注重他们的个体差异性，以儿童为主体，采用他们感兴趣的、容易接受的方式进行。游戏是非常好的一种形式，无论是个体游戏还是团体的游戏，都是康复训练中采用的基本方式。受到视力障碍的影响，对于视障儿童的游戏设计可参照普通儿童游戏，但又需要结合他们的特点进行改进。在训练过程中还应注意小步子、多重复的原则，不可操之过急，不能因为达不到预想目的而批评儿童，造成他们对训练的反感。也要注意训练的强度，避免因强度过大使儿童疲劳而产生对训练的抵触。

5. 家长积极参与原则

在视障儿童的教育上，最专业的专家莫过于与儿童朝夕相处的家长。在儿童的综合康复实施过程中，具体负责日常实施的人员也是家长。同时，家长也是最直接的观察者，能够观测到视障儿童在康复训练中的各种反应。家长是否具备正确的理念和良好的心态，直接影响综合康复训练是否能够长期和正确执行。因此，家长应在具备一定理论的基础上，观察孩子、了解孩子，进一步理解他们的特点，成为视障儿童康复和教育的主力军。

6. 生活化原则

综合康复活动的形式应贴近视障儿童的生活，训练内容与实际生活相结合，用日常生活中他们可接触到的物品作为康复训练中的主要器材，在真实的生活环境下进行。除了部分专业的康复需要在康复医疗机构中由专业的人员进行，其余大部分的康复训练应在生活中进行，使视障儿童在康复中学会生活，获取到更好的生活质量。在很多情况下，视障儿童的早期综合康复并不需要昂贵的康复训练设备，而是需要训练者"用心"来发现和设计，许多日常生活中的必需品，如奶瓶、餐具、小罐子、毛巾、衣物等，这些都是常用的训练用具。

二、视障儿童综合康复的实施过程

一般来说，视障儿童综合康复的实施应遵循着"评估—计划—实施"的过程来循环实施，其中评估是康复的前提，计划是康复正确性的保障，而有效的实施则直接关系到康复的效果。其中评估和计划的制订应由专业团队人员来进行，而实施则多由家长为主进行。

视障儿童的评估主要分为两方面内容。其中一方面是指用于个体残疾鉴定的等级和水平使用的，需要根据国家相关政策，由政府指定的专业医疗机构和相应资质的人员进行，在此不做赘述。另一方面则是专门针对视障儿童生理、心理、智力、视力、功能视力、听力、运动发育、语言沟通、认知能力、定向行走能力、社会适应能力、生活自理能力等方面的评估，这种评估既能够比较准确和全面地反映视障儿童的情况，又能够对康复训练提供方向。评估理论上应由专业团队人员来进行，这个团队需要由眼科医生、康复医师、心理学家、特殊教育工作者及社会工作者等各方面人员联合组成。评估所采用工具可分为正式评估工具与非正式评估工具，主要为多种量表，如俄勒冈量表、麦克司佛与布希弘兹学前盲童社会成熟量表、视障儿童智力评估量表，以及适用于普通儿童的贝利婴幼儿发展量表等，目前国内也有一些专业团队如北京视觉科学研究所在进行相应的评估测量研究工作。主要测试工具可见表1-5。

表1-5　视障儿童康复需求的综合评估工具

分类		量表名称	主要内容
标准化评估		Oregon量表（OPVIBP）（初步实现本土化，2007）	认知、语言、社交、补偿技能、自助（自理）能力等8大领域
		麦克司佛与布希弘兹学前盲童社会成熟量表（台湾译，1985）	进食自理、行走、职业、交往等8个方面
		贝利婴幼儿发展量表（Bayley Scales of Infant Development, BSID）	心理发展、运动量表及行为记录
视障儿童康复需求的专项评估工具			
标准化评估		海斯-比奈盲童智力量表（S.P. Hayes，1930）、《韦氏智力量表——第五版》（2014）等	言语分量表
非标准化标准化评估	感知觉	盲多重视障儿童功能视力观察表（Sharon,1986）	视功能
		盲童触觉技能日常观察记录表（袁东，2002）	触觉
		视障儿童听觉-言语技能发展表（钟经华译，1992）	听觉
		视觉在线http://vision.brivs.org/	眼科及视觉相关全身状况医学评估
	运动能力	视障儿童精细运动评估表（北京盲校）	精细运动
		柏金斯定向行走检核表（陈元良等译，2015）	定向行走
		柏金斯感觉统合检核表（陈元良等译，2015）	本体、前庭、触觉等
	认知	视障儿童认知评估表（北京盲校）	认知
		柏金斯语言、认知及社交关系检核表（陈元良等译，2015）	语言、认知及社交

康复计划的理论基础是儿童最近发展区理论，制定依据则是评估所提供的各项数据，针对视障儿童的个体情况，制定符合个人发展需求的康复训练计划。对于0～3岁的视障儿童，需要制订个别化家庭干预计划（IFSP），通过对家长进行指导，再由家长在日常生活中对孩子进行训练，个别专业性训练则可由专业康复机构来进行。对于3～6岁视障儿童，可制订个别化教育计划（IEP），由家长、幼儿园融合班教师、特殊学校学前教育教师、康复中心专业人员来实施。

三、视障儿童早期综合康复的现状及问题

视障儿童早期综合康复目前已经得到越来越多家长、医疗康复人员、教育者以及视障者本身的关注。2016年我国教育部在视障义务教育阶段明确应开设"综合康复"课程。2017年我国新修订的《残疾人教育条例》中明确规定了残疾儿童的教育和康复的相应权利。此外，目前亦有多所高等教育学校开设了"教育康复学"专业，该专业的毕业人员既具有教育学背景，同时也具备一定的康复理论和知识，今后将进入特殊教育学校中，承担着康复专业团队的组织协调工作。因此，我们有理由相信，今后我国视障儿童的综合康复将有更好的政策支持，也将有更多的专业人员来从事这项工作。

尽管有着良好前景，我们还是可以发现，目前我国视障儿童早期综合康复仍然存在着以下的问题。

（1）政策支持力度不足，特别是在实施层面缺乏明确的指导意见　尽管在《残疾人教育条例》的总则及第四章"学前教育"的多条内容中，提出了"卫生保健机构、残疾幼儿的学前教育机构、残疾儿童康复机构"应当注重对残疾幼儿的早期发现、早期康复和早期教育，并应对儿童福利机构和家庭提供咨询、指导；"招收残疾幼儿的学前教育机构"应配备必要的康复设施、设备和专业康复人员，或者与其他机构合作对残疾幼儿实施康复训练。但在具体实施过程中还缺乏明确

的实施路线，如：实施中，各个基层单位都承担着什么样的职责？相应的资金支持由谁来提供和落实？综合康复需要多方面人员的参与，由哪些单位来承担其中的协调组织工作？等等问题。

（2）专业康复人员资源和资金支持明显不足　目前在基层明显缺乏视障早期综合康复专业人员，当家庭中出现一例视障儿童时，家长最大的困惑往往就是应该向谁进行咨询从而获得支持。这固然由于目前视障儿童早期综合康复仍然处于起步阶段，但更关键的是目前从事康复人员的数量是非常有限的，有专业背景的专业人员非常缺乏。同时视障儿童综合康复中存在着受康复对象人员居住分散、康复成本较高、难以进行商业化运行等实际困难，许多家庭难以承受康复背后的资金，但又缺乏相应的资金支持，难以持续。

（3）相关研究极其缺乏　我国对视障儿童早期综合康复的相关研究非常缺乏，这从我国三大期刊网可以查到的相关论文数寥寥无几的现实中也可见一斑。研究的缺乏不仅直接导致对康复的指导程度和水平不足，而且对于许多急需的评估测量工具也开发不足，如目前我们使用的各种评估工具多为翻译版本，其中的部分内容与我国儿童的实际情况存在着文化地域差别，在使用中存在问题，急需研发本土化的评估工具。

综上所述，视障儿童早期综合康复急需政策制订和法律保障，完善实施制度和机制，确保资金投入，并加强对康复的宣传，使更多的视障儿童家庭理解康复的重要性和必要性。同时应尽快加强对康复专业人员的培养与合作，加强对综合康复的研究，并修订、创新和研发评估工具，才能将综合康复的理念真正贯彻到实际应用中。

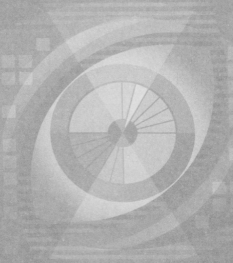

第 二 章

视障儿童的
运动能力的发展与促进

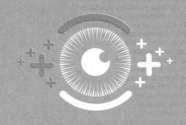

视障儿童的运动能力主要包括粗大运动、精细运动和感觉统合三个方面。粗大运动（gross motor）是指全身大肌肉参与的运动，包括抬头、翻身、坐、站、走、跑、跳等动作技能，包含了人类最基本的姿势和移动能力。精细运动能力（fine motor skills）指个体主要凭借手以及手指等部位的小肌肉或小肌群的运动，在感知觉、注意力等心理活动的配合下完成特定任务的能力（李林，武丽杰，2018）。感觉统合是指大脑将从身体各个感觉器官传来的感觉信息进行多次组织分析、综合处理后对身体内、外环境变化做出的适当反应，并促使整个机体和谐有效运作（Ayres，2005）。

第一节
案例分析

妞妞，11个月，患"先天性视网膜及眼球发育不良"。左眼无视力，右眼视力由于年龄小无法配合视力检查，视力表视力不详，但通过日常生活观察，发现妞妞可在50cm左右距离进行直径为10cm大小的物体及光束的追踪。妞妞的父母对她非常关心，希望能够通过康复训练使其视力和身体的综合能力得到提高，曾带孩子进行过一段时间的视力康复及感觉统合训练，但因路途过远未能坚持。

采用Orgen量表（0～1岁）对妞妞进行了简单的测试，通过测试，可以看出妞妞的发育情况基本良好，符合0～1岁视障儿童发育的基本规律。

运动能力方面：粗大运动中的抬头、坐的动作完成得很好，还可以在父母的少许协助下站立，身体各部位肌肉、关节发育良好，但不喜欢爬行，四点支撑时腹部习惯伏在床上。

精细动作方面，妞妞可以咀嚼固体食物，双手抱住奶瓶自己喝奶或水，吃大人手中的固体食物，可以比较自如地用手指捏起食物自己吃，如小馒头，但还控制不好力度，会把软的食物如鸡蛋捏碎。还未建立"从容器中将物体拿出来""将一个物体放在另一个物体里面"的概念。

妞妞性格比较外向，她对周围的事物非常感兴趣，喜欢追逐在眼前晃动的颜色鲜艳的物体和灯光，当拍打父母身体父母做出回应时妞妞会表现得非常开心。

根据对妞妞的观察和测试，妞妞目前的情况在运动能力方面需要以下方面的提高。

① 粗大运动需要进一步训练。如完成爬行的动作，并不断提高爬行的质量，包括爬行动作的准确性、协调性和速度，并在较好地完成四点支撑和爬行的基础上进行三点支撑及寻物的训练，增强其上肢、腰腹的力量，并增强其身体运动的协调性。

② 精细动作中手握、拿捏动作需进一步训练，提高这些动作的精确性及对力量的控制，如拿捏物体的时候可以根据物体的软硬程度来控制自己拿捏的力量。训练双手传递物品的能力（让孩子先用一只手拿一个玩具，然后给她另外一个玩具，让孩子先将第一个玩具放在另外一只手中，再拿新的玩具）。训练双手配合取物的能力（可将孩子想要的东西放在透明罐子里，让孩子一手扶罐子，另一手取物）。

③ 加强补偿技能的训练，通过光、颜色、物体声音和其他线索进行物体寻找的能力训练，建立线索、物体及自身行为之间的联系，提高自己寻找物体的兴趣，也进一步加强对剩余视力的应用。如让孩子追逐滚动的彩色球或铃铛球，用手电筒光在墙上制造光点让孩子捕捉。

训练方案见本章第三节，请您了解相应的内容与康复原则方法后，对照进行思考应用。

第二节
视障儿童运动能力发展的内容和特点

　　运动在儿童的身心发育中占有非常重要的地位。视障儿童粗大运动、精细运动以及其感觉统合之间的关系非常密切，其发展水平不仅是儿童生长发育的重要方面，也是评价其心理行为发育水平的重要内容。运动能力是视障儿童认知发展、社会交往、生活自理等领域成长的重要基础，需要家长和教育康复人员在日常生活中特别关注。

　　视觉的减弱或丧失对视障儿童的运动能力发展有非常大的影响。特别是对于低龄视障儿童，他们探索事物和周围世界的欲望和心理动机被阻碍，导致他们主动活动的概率大幅度降低，运动能力通常较普通儿童发育迟缓。手眼功能欠协调也会影响他们的精细运动能力。

一、视障儿童粗大运动能力发展的内容和特点

　　粗大运动能力主要包括反射和姿势移动能力。其中反射能力如无合并中枢神经系统的问题，多在儿童12个月以前被整合，成为后来分节运动和随意运动的基础，在此不再赘述。姿势是指儿童持续控制自己身体的重心和保持平衡的能力；移动是指儿童从身体的一个支撑面转移到另一个支撑面的能力。稳定的姿势控制和移动能力保证了人体能够在各种体位下以及动态的运动中，双手能够解放出来，完成各种精细操作，如洗脸、刷牙、穿脱衣物、如厕、写字、弹琴、打球、跳舞、跑步等。因此，可以说粗大运动是精细运动的基础，粗大运动的发育与儿童自发的运动和努力是分不开的，低龄儿童因为看到身边鲜艳的物体想要获取，就会"自然而然"地去伸手，如果无法达到，他们就会使用翻滚、爬行等方式来帮助自己。这种"自然"的刺激在儿

童的生活中无处不在，在一次次的尝试中，他们的粗大运动能力就会得到提高。而由于外界环境及其变化的各种信息难以通过视障儿童的视觉通路传入大脑，而听、触、嗅等感官接收到的信息相对不足，如果没有进行特别针对性地训练，视障儿童会因为缺乏"吸引"而不会主动活动，粗大运动技能得不到有效的刺激和锻炼，就可能导致发育比普通儿童落后。国外有学者对视障儿童与普通儿童粗大运动的发展进行了比较，结果见表2-1。

表2-1　视障儿童与普通儿童（贝利）粗大运动发展的比较　（个月）

项目	月龄域		平均值	
	普通儿童	视障儿童	普通儿童	视障儿童
前臂支持	0.7～5	4.5～9.5	2.1	8.75
坐姿（几分钟）	4.0～8.0	5.0～8.5	5.3	6.75
睡觉翻身（由仰卧位到俯卧位）	4.0～10.0	4.5～9.5	6.4	7.25
坐姿	5.0～9.0	6.5～9.3	6.6	8.00
从卧姿到坐姿的转换	6.0～11.0	9.5～15.5	8.3	11.00
抓着站立	6.0～12.0	9.5～15.5	8.6	13.00
两手支撑走	6.0～12.0	8.0～11.5	8.8	10.75
独自站立	9.0～16.0	9.0～15.5	11.0	13.00
行走（三步）	9.0～17.0	11.5～19.0	11.7	15.25
行走（整个房间）	[11.3～14.3]	12.0～20.5	[12.1]	19.25

注：1. 摘自《视力残疾与人类发展的探求——来自婴幼儿研究的洞察》（宇佐见芳弘译，241页）。

2. 月龄是以半个月为单位，四舍五入计算的。其中3例早产儿是用了更正月龄，其中1例，2岁之前，不能抓着站立。另外1例，在可以完成行走前也不能进行两手支撑走的动作。

3.[ ] 里面表示的是丹佛式发展筛选测试的数值。

通过上述数据，我们能够看出两者之间存在较为明显的差别，但这并不说明视障儿童的骨骼、肌肉、关节本身有结构性或发育问题，我们通常更多考虑的是和他们锻炼的"自然"机会是否关系密切。因此，这也成为视障儿童粗大运动训练的一条核心原则，就是根据儿童粗大运动发展的基本规律，有针对性地提供给他们相应的刺激物，促使他"自发"或"被动"进行运动锻炼，从而促进视障儿童粗大运动的发展。

视障儿童粗大运动发育的好坏关系到个人今后的生活质量和社会适应能力。抬头、爬、站、走、跑、跳、伸手、握、抓东西等基本动作掌握年龄较晚或完成质量不高，对其他各方面能力的发展都会有所影响，因此，及早开始训练是非常有必要的。对视障儿童粗大运动的训练内容主要包括以下几项。

1岁以内以促进其卧位、坐位、屈膝立位到站立等姿势运动发育为主，见表2-2。

表2-2　0～1岁儿童粗大运动发育及训练方法

月龄	完成动作	训练方法
2个月	俯卧时短暂抬头，臀、头同高	让儿童俯卧在家长的手臂或腹部上，促使儿童抬头
3个月	肘支撑时可抬头至45°，完成仰卧位至侧卧位的翻身动作	帮助儿童形成两肘撑床的姿势，促使儿童抬头；用手轻拉儿童的一侧上下肢，帮助儿童翻身运动
4个月	俯卧肘支撑时抬头达45°～90°，头高于臀部，完成仰卧位至俯卧位的翻身动作，外力扶其腰时可短暂坐位	用颜色鲜艳或带有响声的玩具促使儿童抬头追寻；和儿童做翻身的游戏；让儿童以父母身体或被子等为支撑物，让孩子两手玩玩具并逐渐减少支撑，为独坐做准备
5个月	双手或前臂支撑，抬头达90°，手、口、眼运动逐渐协调	练习俯卧抬头，逐渐增加时间；在仰卧和练习坐的过程中，给予孩子更多的玩具进行双手练习
6个月	随意运动增多，抬头＞90°，完成俯卧位至仰卧位翻身动作，可独坐	练习俯卧，并逐渐由肘支撑发展为手支撑；用游戏的方法促使儿童进行翻滚运动；适当练习坐位游戏

月龄	完成动作	训练方法
7个月	双手或单手支撑，支撑向后成坐位。直腰坐，肘爬、扶站	练习爬行，可用物品在前吸引孩子，此时不要求胸腹部离床。安排坐位游戏，加入上肢训练，如和家长传递球等玩具
8个月	胸部离床，扭身坐，腹爬	练习爬行，帮助孩子胸部离开床面，并逐渐将辅助转移到腹部。在孩子身侧放置玩具，吸引孩子在坐位回旋扭身
9个月	手或肘支撑，腹部离床，坐位自由变换体位，后退移动、抓站	练习以手或肘、膝共同支撑起身体，胸部和腹部离开床面。练习坐位与仰卧、俯卧等体位的顺利变换。开始练习爬行，以四肢交替支撑向前爬行
10个月	四肢爬、独站	练习四肢爬行为主，规范爬行动作，注意爬行时的动作协调。适当练习站，初期给予辅助，逐渐减少支撑
11～12个月	高爬、牵手走	练习爬行，在父母的协助下开始行走，注意行走的规范和协调

1～6岁则以促进其步行、上下楼梯、跨越障碍物、单腿站立、跑、跳等转移运动能力发育为主，见表2-3。

表2-3 1～6岁儿童粗大运动发育及训练方法

月龄或年龄	完成动作	训练方法
13～14个月	跪立位前移、独立行走	练习高跪姿势，学习跪立位行走，给予引导下行走，可使用扶手、玩具推车以及声音引导，注意行走的稳定性训练

月龄或年龄	完成动作	训练方法
15～17个月	独走稳、蹲着玩	练习行走,注意步态、姿势的正确。引导儿童完成蹲的动作,并在这个动作稳定后逐渐解放其双手
18～23个月	拉玩具车走、爬台阶	练习行走,练习爬向高处,训练时应注意安全,家长需在孩子身边进行保护
2岁	跑步、跳	在行走稳定的基础上练习跑,注意姿势的正确特别是重心的稳定性,保证安全。练习双脚跳、单脚跳、交替跳
3岁	踮着足尖走或以足跟走,可以完成双足交替下楼	练习双足交替下楼需在孩子熟悉的环境中,并给予保护,应在孩子能够较为自如地上下楼梯基础上进行,楼梯的高度应适度
4岁	双脚跳跃;用脚尖走路;骑三轮车;手拉着大玩具四处走;准确投球,投掷时能扭转身体,但仍然只会用上肢	可在家长的协助下练习骑车等游戏,注意路面的平整和家长的引导。练习投球、抛球等游戏
5岁	用脚尖站立;跑和走很好;投掷姿势成熟(躯干与上肢)	练习脚尖站立的稳定性和时间,练习投掷的正确姿势,加强跑、跳等动作的训练
6岁	交替双脚跳跃;走细直线;滑行;原地向上跳的姿势成熟;前后摇摆着踢腿,多数儿童投掷和踢球的姿势已成熟	练习交替双脚跳跃,注意跳跃的稳定性和频率,练习平衡能力,如让儿童沿着平衡步道行走,注意安全保护

请家长注意，上述运动应在对儿童进行保护、避免其受伤的状态下进行。同时应伴有详细的解释，告诉孩子现在正在做什么、下一步将要做什么（即使在他年幼听不懂的时候），并加以语言的鼓励，让儿童感到运动锻炼是一件快乐幸福的事情。

二、视障儿童精细运动能力发展的内容和特点

精细运动能力既是日常活动的重要基础，为今后的日常生活自理（如饮食、洗漱、穿脱衣物等）、学习（如写字、手工）、游戏等提供基本条件，同时也是评价婴幼儿神经系统发育成熟度的重要指标之一。

精细运动的主要执行器官是手，手是人体中最复杂、最精细的器官，是人类认识客观世界、与外界交往的一种重要器官。儿童精细运动发展主要包括手部单手动作、双手协调、触觉识别以及手眼协调等方面。儿童精细运动的发展遵循一定的规律，即：

① 由上到下、由近到远、由粗到细、由低级到高级、由单纯到复杂的规律。

② 精细运动的发展与粗大运动的发展关系密切。

③ 精细动作发展与姿势、移动和视觉功能三方面是协调发展、共同发育的。

④ 手识别物体的能力随着手操作能力的不断发展逐步提高。

视障儿童相对于普通儿童的精细动作发展来说普遍有些滞后。视觉障碍会影响他们获取和使用物体的兴趣，同时也会降低他们对物体信息的获取和将其从环境中剥离出来的能力。因此，视障儿童手部"自发"的运动练习往往进行得少而缓慢，如果不注重针对性的精细运动能力训练，随着时间的推移，就会造成精细运动能力相对滞后。

有些家长可能会认为，视障儿童的视力这么不好，他们怎么能够

看清楚这些细小的东西并完成精细动作呢？其实这个理解是有误区的，国内外许多研究证明，虽然视障儿童的精细动作发展水平低于视力正常儿童，但相对之下却好于粗大动作的发展（Danielle et al, 2000）。这可能与精细动作较少受到环境的影响、不容易造成儿童的不安全感、儿童乐于尝试练习有关。在现实生活中，我们也经常看到视障儿童可以快速阅读和书写盲文、弹奏乐器、做手工、修理电器等。这说明，通过训练，他们的精细动作可以得到有效提高，也为其综合能力发展提供基础。

儿童的精细动作发展开始于先天性条件反射。如抓握反应，然后经过一系列的过程逐渐发展到有目的地抓握物品，再发展到利用这个物品作为工具从事某些行为。如握住一支笔来进行书写、画画，握住球形门把手来开门。因此儿童精细运动的发展是有一定顺序的，随着年龄的增长，动作的随意性、准确性和目的性也日益提高，为他们正常生活和学习技能提供基础。

0～3岁是婴幼儿精细运动能力发育的关键时期。其中0～1岁的婴幼儿时期是大脑神经发育的重要时期，这个阶段的环境刺激及与婴幼儿之间交流对脑结构和脑功能的发展有重要的作用。有研究表明对婴儿进行针对性的早期干预，干预组与对照组婴儿在出生后6个月时首先沟通、精细动作功能区出现显著差异，出生后10个月时大脑解决问题功能区也出现了显著性差异。因此，在这个阶段对婴幼儿进行计划性、针对性地早期干预具有非常重要的意义。3～6岁，儿童通常会表现为"操作技能"的飞速发展，他们的双手技能、手的灵巧性、手眼协调能力、物品操作能力等都会迅速提高，而且与日常生活、娱乐、运动等技能之间产生密切联系。

视障儿童精细运动能力发展的过程中，受到视力障碍的影响，他们手眼协调、触摸认知能力和完成复杂动作方面会受到一定的限制。通常，他们手眼协调能力发育较普通儿童滞后，触摸物体能力的发展受到视觉和认知的限制，精细运动的发展受到想象和操作的限制。这会影响他们完成精细动作特别是复杂动作的能力。研究表明，当同龄的普通婴儿已形成眼手协调，会伸手抓物品，会把物品从一只手转到另一只手的时候，视障儿童的双手却还像新生儿那样握着拳头，向上置于肩上（Sykes，1988）。日本学者五十岚对先天全盲儿童及对照组儿童（实验时遮住眼睛的儿童）进行触觉图形认知测试，认为先天全盲儿童的认知具有模糊性，他们仅仅依靠触觉对长度、角度、大小等图形特征提取时存在困难，表现在对近似图形的识别和对旋转图形同等看待方面存在一定的困难。

视觉相对于触觉可以观察到更远更广阔的范围，普通儿童很容易被周围事物所吸引，主动进行探索。视障儿童特别是全盲儿童则只能靠听或随意触摸找到物体，如果没有成人的引导，离他们较远或无声的物体很难引起他们的兴趣。面对初次接触的某种触感的物体，如黏的、冰冷的、有颗粒感的物体，视障儿童可能会产生抵触心理而不愿意触摸。因此，他们主动通过手接触到的事物种类要少于普通儿童。另外，普通儿童在视觉和手的配合下，不但可以感知物体的大小、重量、质地等特性，还可以从物体的上下、左右、前后不同角度来进行观察，理解这些物体每一部分之间的关系，从而对物体进行综合理解。对于儿童来说，摆弄物体，它们会呈现出不同的视觉特点，将不同的部分进行拆卸组装，这无疑是个新奇的体会，促使他们不断地"主动"探索，从而进一步促进精细运动的发展。但视障儿童在手部运动时缺乏视觉的引导，导致动作难度大幅度增加、准确性不足，也很容易让他们特别是低龄儿童失去兴趣，影响手部运动的练习机会。因此，家长可以通过设计适当的游戏项目，引导儿童接触不同触感的物品，并和他们一起锻炼手指，这将对儿童精细运动能力的发展起到重要的作用。

盲文技能是视障儿童学习和交流的重要技能之一，精细动作的发展是视障儿童学习盲文的重要基础。即将入学的孩子可以开始为盲文学习做准备了，这个阶段学习的是"前盲文技能"。孩子掌握前盲文技能是建立在感知觉（特别是触觉）和精细动作能力的基础之上的。双手的协调配合、准确定位、感知和分辨点位是辨认盲文的基础，手指和手腕的力量则关系到今后书写盲文时的质量。

三、感觉统合能力

感觉统合能力是在人们不断生长发育的过程中自然而然发展起来的，在各种自发和被动的活动中，人体的各种反应作为新的刺激反馈给大脑，促使大脑做出更为有效的反应来适应所需。这种不断反馈和调整的模式使大脑的分工愈来愈精细，功能愈来愈好，个人的学习能力和适应能力也就愈来愈强。各种原因导致输入的感觉信息在大脑难以进行有效的统合，导致机体不能和谐有效地运作的情况，被称为感觉统合失调。感觉统合失调主要可以表现为本体感觉失调、前庭感觉失调、结构和空间感觉失调、听觉系统失调和触觉系统失调几方面。

（1）本体感觉失调　主要表现为俯卧时抬头困难，坐姿不稳会东倒西歪，容易摔跌，或踮脚行走，或喜欢蹦跳。对动作、速度和力度的控制较差，如动作模仿不到位，跑起来难以按照口令停止，用力过大导致玩具损坏。喜欢他人用力推、挤、压自己的身体等。

（2）前庭感觉失调　主要表现喜欢自转，转久不觉头晕。喜欢看、玩转动的东西。经常喜欢攀爬高处，但平衡能力较差，走路东倒西歪，连走带跳，经常碰撞东西。颈部挺直时间较同龄儿童短，常垂头。

（3）结构和空间感觉失调　主要表现是尽管能长时间地看动画片、玩电动玩具，却无法流利准确地阅读文字材料，经常多字少字。写字时偏旁部首颠倒，甚至不认识字，学了就忘，不会做计算，常抄错题目等。

（4）听觉系统失调　主要表现为常会不自主地掩耳朵或按压耳朵。有些孩子表现为对尖锐或拉高的声音不反感，甚至喜欢，或无端尖叫或自言自语。有些孩子则对很小的声音感兴趣。也有可能表现为对他人的话听不见，丢三落四，经常忘记老师说的话和留的作业等。

（5）触觉系统失调　表现为害怕陌生的环境，过分依恋父母，容易产生分离焦虑，过分紧张。偏食，暴饮暴食，或在害怕紧张的时候喜欢咀嚼、吮吸手指、啃咬指甲、触摸生殖器等。对某种感觉特喜欢，如玩沙子、刮挠东西，但对某些质地的用材如糨糊、橡皮泥等拒绝使用。

视觉障碍为视障儿童的自然探索带来了不便，多数视障儿童不愿意主动离开父母的身边进行爬行、独立行走等活动，较少的运动可能会导致他们身体的前庭感觉、本体感觉和触觉输入严重不足，当遇到需要视觉参与的手眼协调、双侧协调能力和运动等进一步加强感觉统合时，他们感觉统合方面的问题就显得更为突出。日本学者汤浅他（1979）曾从"平衡感觉""跑步能力""敏捷性""精致性"几个方面对视障儿童进行了测试。在他的测试中，5岁普通孩子单足站立的平均时间为50秒左右，但5～6岁视觉障碍幼儿中30秒以上单足站立保持者仅有20%左右，全盲儿童中单足站立保持者基本都是10秒以下。同时，在测试中可以看到有很多视觉障碍儿童在姿势调整能力上较为迟缓，表现为动作笨拙，不善于保持一定姿势。

视障教育工作者在实践工作中发现，视障学生由于在婴幼儿阶段缺乏科学合理的感觉统合训练，在他们年龄增大特别是进入学校后这方面的问题就会逐渐凸显出来。因为参加学习时，需要高级感觉统合能力以及注意力、自我控制等的共同能力参与，那么感觉统合能力的不足就可能会表现出一些学习障碍、行为和情绪问题，如难以长时间关注教师和学习任务、对某些活动和某些事物产生抵触心理、情绪难以控制等。

综上所述，对于视障儿童来说，他们的粗大运动、精细动作和感觉统合能力一般较普通儿童为弱。因此，有计划地、针对性地对他们的运动能力进行训练，对视障儿童的整体发展具有非常重要的意义。

第三节
促进视障儿童运动能力发展的方法

一、视障儿童运动能力的训练原则

（一）首先应该遵循及早干预的原则

通过对他们的粗大运动、精细动作以及感觉统合的训练，不仅可以对运动能力本身的发展有所促进，同时会对他们的大脑神经系统的发育起到重要的促进作用，对于其认知能力、智力发育、学习能力等方面的发展都有着重要的意义。因此，训练实际上从儿童一出生就应该开始了。

（二）视障儿童运动能力的训练应注意视障儿童的主体性和主导性

因此要注重训练的实用性，活动与日常生活相结合，注重训练的趣味性，激发视障儿童的兴趣，使他们积极主动参与训练，发挥他们在训练中的主体性。儿童天性喜欢游戏，他们会根据自身的特点"发明"游戏方法，制定游戏规则，因而，发挥儿童自身的创造力，"顺应"他们的创造，充分发挥他们在训练中的主导性，就可以起到"事半功倍"的作用。

（三）应注意训练的持续性和规律性

运动能力训练是长期的过程，视障儿童学习各种运动技能都不是一蹴而就的，一次或几次训练很难看出明显的成效。因此训练具有过程持续时间长的特点，训练者和儿童需要树立信心并持之以恒，并在过程中不断地重复训练。训练过程中可根据儿童的身体和心理情况进行时间和项目的适当调整，但不能随意中断训练，造成技能的"退步"。此外，将训练时间规律化，每日安排固定时间进行训练，有益于视障儿童形成时间观念，并在心理上将训练当作"自然而然"的事情。

（四）训练中应遵循逐渐减少支持的原则

视障儿童运动能力训练的初期训练者通常要为他们提供比普通儿童更多的协助，随着儿童能力的提高，训练者就可以逐渐减少协助，促使他们提高独立性。因此，在训练过程和日常生活中，训练者要仔细观察婴儿现有的动作发展水平，敏锐地发现自己逐步"撤离"的时间和机会，逐渐减少支持。如发现孩子能够自己握住奶瓶，就可以将自己的辅助撤离到孩子的腕部，孩子能够倾斜奶瓶，就可以将辅助撤离到孩子的肘部，当孩子上肢的力量和协调性都可以支持他独自从事"喝奶"这个活动后，那么，训练者需要做的就是将奶瓶直接放到他们手中了。

二、科学制定训练方案

除了以上原则，在训练过程中，更要注重训练的科学性，遵循儿童运动各方面发展的基本规律，进行训练方案的制定。

（一）在进行粗大运动训练时，应遵循的原则

① 头尾原则：即先从头部控制训练开始，然后依次对躯干、上肢运动进行训练，最后进行下肢训练。

② 近远原则：即儿童躯干控制稳定后再向上下肢发展，从手足近躯干端向手足远躯干端发展，按照肩—肘—腕—指、髋—膝—踝—趾的顺序进行训练。

③ 简单到复杂原则：即儿童首先在单一运动面上完成简单技能，如先完成屈伸、内收外展、旋内旋外、侧屈等运动，然后完成复杂性、综合性动作，如环转肩部、头部等。

另外，国外有研究认为，视障儿童在肌肉力量、肌肉持久力或瞬间爆发力上可能会呈现出延缓的情况，因此可以对这些方面进行重点训练。

（二）在进行精细动作训练时，应注意的问题

① 与粗大运动训练相结合：如在握、捏拿、放下等动作的训练时，可以同时练习儿童的坐位或立位平衡以及肌肉力量的训练，当他们能够独坐、独站且比较稳定，不再需要上肢保持身体平衡，肩、肘、腕、手部的力量足够后，才能使精细动作的训练更有效。

② 使用具备多种训练功能的训练物：精细运动训练时可选择富有吸引力和刺激性的训练物，尽可能利用他们的剩余视力、听觉和触觉刺激，如颜色鲜艳的、在挤捏后会发出响声的触觉球，还可以是带有颗粒感或波纹感或其他质地的，从而促进视障儿童手眼、手耳协调能力以及触觉的发展。

③ 特别关注触觉识别能力的训练：通过触觉训练，儿童可以获得物体的质地、形状、大小、温度、软硬程度等信息，随着经验的积累，视障儿童还可以获取更多物体所传达的信息，如文字、抽象图形等。研究表明，手识别能力的发育是与手的动作发育密切相关的，通过新获得的动作技能，手的感知功能也会越来越精确。手的这种能力不但为今后儿童使用工具提供基础，同时也帮助他们认识某类物体的共性，从而为今后对事物进行表象概括和概念的产生准备条件。对于视障儿童来说，触觉识别能力以及双手协调能力的发展也是他们今后学习盲文的基础。

（三）视障儿童运动能力训练方案的设计，应注重对其粗大运动、精细动作及感觉统合的综合训练

如可以用不同触感的软性布料来制作一张触觉爬行毯（图2-1），将儿童的爬行与触觉训练相结合。在进行该训练时，第一，爬行可以促进儿童粗大运动的发展，锻炼上肢力量；第二，通过手掌向前后左

右做爬行动作，促进手指的外展、伸展以及手掌桡侧和尺侧功能的分离，这又为精细动作的发展提供了基本条件；第三，不同材质的布料，让视障儿童在爬行或者休息时能够获得更多的触觉体验。这样综合的训练方式不但会使训练内容更加丰富，也会使训练更富有趣味性。

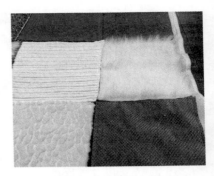

图2-1　触觉爬行毯

（四）视障儿童运动能力训练材料和环境的选择

① 训练材料能够对视障儿童视觉、听觉、触觉等方面提供必要的刺激。

② 根据视障儿童视觉障碍程度、年龄大小、个性特征、兴趣爱好等选取不同的训练物。

③ 设定的训练环境要注重采光照明、对比度强、背景简明。

④ 训练环境要安静，便于儿童听清指令，气氛应轻松自然。

另外，我们也想强调家庭的观念、运动习惯与运动环境的创设与视障儿童的运动能力发展是息息相关的。如果家庭过分害怕视障儿童受伤而采取"保护"的态度，就可能错过很多儿童自己发展运动能力的机会；如果家庭的多数成员没有运动的习惯，而是喜欢安静地待在家中，那么儿童也难以形成运动的习惯；如果家长没有想办法来创设运动环境，视障儿童可能就由于缺乏运动的器械、适合的场地和环境而失去运动的机会。因此，家长和视障儿童共同运动应该是一种比较好的理想状态，在运动中，又可以进一步加强儿童和家长之间的感情交流，形成良好的家庭氛围。

训练材料的获取一直是让很多视障儿童家长感到非常困难的事情，因为目前专门面向视障儿童的训练材料市面上是非常少的，即使在中国盲文出版社这样的专业机构中，这些材料也并不多。这就需要训练者特别是家长发挥自己的聪明才智根据需要来进行购置和自制。许多非专门面对视障儿童设计的玩具，同样对视障儿童也有非常好的作用，如一些用不同材质的材料制成的布书（图2-2）、立体书（图2-3）、颜色鲜艳的儿童触觉训练球（图2-4）、响铃球（图2-5）、各种手偶（图2-6）等，可以用来进行触觉训练；形状轮和几何插板（图2-7）、大小规格不同的串珠（图2-8）、系扣子、拉链（图2-9）、鞋带（图2-10）训练以及橡皮泥、超轻黏土等可以用来进行精细动作的训练；黑白或彩色的视觉训练卡（图2-11、图2-12）可以用于低视力儿童的训练等。当然，这些材料目前还远远不能满足实际需要，因此也需要训练者进行自制。如可以用不同材质的布料、棉线、皮毛、

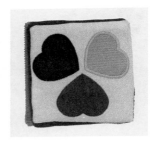

图2-2　布书

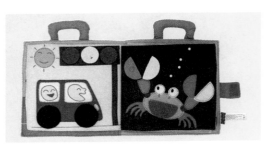

图2-3　立体书

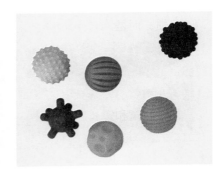

图2-4　触觉训练球

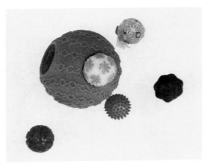

图2-5　响铃球

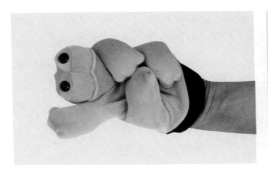

图2-6　手偶

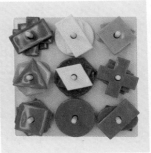

图2-7　几何插板

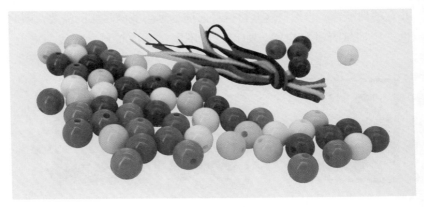

图2-8　串珠

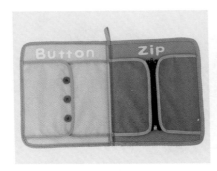

图2-9　系扣子、拉链

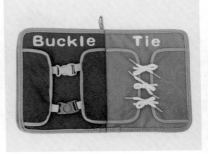

图2-10　系鞋带

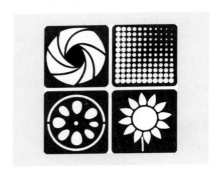
图2-11 视觉训练卡一

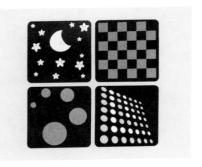
图2-12 视觉训练卡二

纸或木料制作一些触摸图册和故事书（图2-13），也可以通过电脑图像编辑来进行触摸图的制作，目前随着触摸图制作技术的提高，也使得触摸图的制作更为简单和价格低廉，如图2-14所示的迷宫图即为EasyTactix立体打印机编辑打印制作而成。

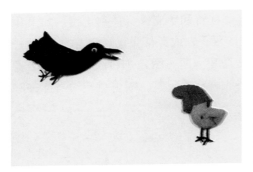
图2-13 触摸图册

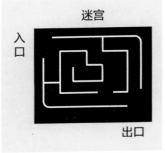
图2-14 迷宫图

三、促进视障儿童运动能力训练的基本方法

这些方法不是唯一的，训练者需要根据孩子的实际情况进行选择和改进。

（一）0～3个月　让我面向下趴在床上或者让我趴在大人的腹部，用颜色鲜艳的物品或响铃玩具吸引我的注意力，让我锻炼把头抬起和转动；轻柔地抚触我的身体，告诉我身体每个部位的名称；把有响声的玩具放在我的手里，握住我的手进行摇晃，让我知道自己抓握的东西可以发出声音。

（二）2～5个月　让我仰卧或俯卧在床上，您用手握住我的手脚，带动我的身体教给我如何翻身（图2-15）；如果我已经学会如何翻身，您可以用我喜欢的玩具吸引我主动进行翻身训练；给我一些抓捏后可以发出响声的触觉球；当我踢动双腿时，给我一点小小的阻力，帮我锻炼下肢的力量（图2-15）。

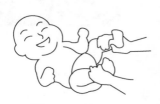

图2-15　协助翻身

（三）5～7个月　让我仰卧或俯卧在床上，您用手握住我的手，带动我到侧卧位，再用一侧前臂和手支撑身体到坐位。如果我无法坐稳，开始时可以拉住我的双手，或者帮我找到合适的支撑物，也可以让我的手向前支撑，帮助我坐起（图2-16）。当我能够坐稳后，您可以在我的身边放一些我喜欢的玩具，吸引我转动身体去够取它们（图2-17）。

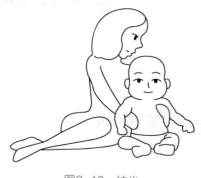

图2-16　扶坐

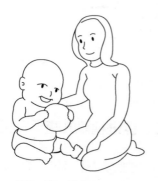

图2-17　协助转动身体

（四）8～12个月　教给我学会正确的四点位方式，即双侧手、膝着地的方式，将身体支撑在硬垫子上，头和脊柱处于一条直线上，并保持一定时间（图2-18）。如果我已经能够很好地完成这个动作，那可以教我练习三点支撑，进行一只手或一侧膝的离地支撑，或者给我一个我喜欢的玩具，让我一只手去够它（图2-19），可以用我熟悉的声音和我喜欢的玩具引导我向前、向后爬行。练习爬行会让我的身体运动更为协调，也对我的大脑发育更为有利，所以不用太着急让我站立起来走路喔！

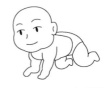

图2-18　四点着地

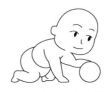

图2-19　三点支撑

您可以告诉我抓住物体在桌子上敲一敲、按一按、压一压等，或者用双手中的玩具相互进行撞击，帮助我理解手里的东西可以有很多种玩法。

您还可以将一些我可以吃的食物，如小饼干、小馒头等放在我面前的托盘中，告诉我在上面可以找到我喜欢的食物，让我练习用手抓起它们放入嘴中。

（五）10～13个月　教给我高跪（即双侧髋关节伸展、双侧膝关节屈曲的姿态，图2-20）、半跪（即一侧髋关节伸展、膝关节屈曲，对侧髋关节屈曲，膝关节屈曲，图2-21）的姿势，练习左右腿交替完成这些动作。当我可以很好地掌握这两个动作后，可以教我在高跪姿势下进行跪走训练。

在练习过程中，可以让我扶着您的手或者桌子等支撑物练习坐位、高跪位和站立位之间的姿势转化。也可以给我一个大的瑜伽球，让我可以扶着它，瑜伽球软软的有弹性，这让我感到很有趣（图2-22）。

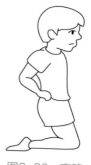

图2-20　高跪

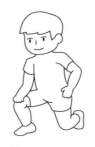

图2-21　半跪

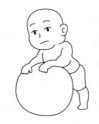

图2-22　扶球站立

（六）13～16个月　当我能够很好地站立后，请教给我行走的正确方式。由于我看不清身边的环境，在我的行走过程中，我可能会不由自主表现出一些不太正确的身体姿态，如低头、侧头、晃头、胳膊摆动不自然等，请您帮助我尽可能地进行纠正（图2-23、图2-24）。

用铃声或指示声音和我一起进行直线或曲线行走的游戏，让我学会能够按照指令熟练进行行走、停止、前进、后退等形式的转换。

在这个时期我很喜欢撕东西，请不要急于阻止我，撕纸对我双手的协调能力和力量的发展都很有好处。您可以帮助我更好地掌握撕纸的动作，如：

和我们一人一头做"拔纸"的游戏；

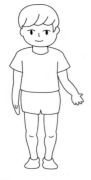

图2-23　正确站立

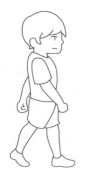

图2-24　正确行走

0～6岁视障儿童康复训练家庭指导

让我双手分别握在纸（比较柔软的纸如卫生纸、皱纹纸）的两端，向两端用力"拉开"纸张；

教给我双手握（当我大一些的时候，可以改用拇指、示指、中指三指捏住）向相反的方向用力，将纸用手指撕成越来越小的块，开始可以使用柔软的纸，逐渐可以撕越来越硬或者厚的纸。但是要注意安全，不要让锋利的纸张割伤我娇嫩的小手。

在我学会将两只手中的物体进行传递后，您可以和我一起玩传递的游戏，逐渐加大传递物体的体积，比如将一个球抛给大人（图2-25、图2-26）。

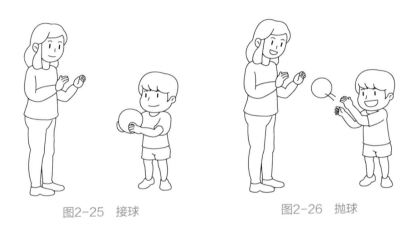

图2-25　接球　　　　　　　　　　　　图2-26　抛球

请您拉着我的双手，面对我站立，让我双脚跳跃向您靠近。当我能够顺利完成后，咱们可以进行跳台阶的训练，先从上向下跳，然后再从下向上跳。当我可以完成连续双脚跳后，我们就可以练习转向跳、单脚跳、换脚跳这些难度更高的动作了。有安全护栏的儿童蹦蹦床、骑在有"耳朵"或"提手"的巴氏球上蹦跳，这都是我很喜欢的游戏，在蹦跳中，我的双腿会更加有力量。

跑步对于我来说是一个比较难的技能，您需要耐心地教给我正确的跑步姿势，包括身体的体态和摆臂的方法等。开始时，您可以在跑道上设立一根绳索（或颜色鲜艳的视觉提示），让我一手拉着绳索进行练习，这样我会感到比较安全。当我能够独立跑步后，您可以站在跑道的另一端，给我一个声音提示，这样我就可以逐渐学会跑步了。

您还可以采用更多的方法来锻炼我的肌肉力量、肌肉持久力或瞬间爆发力。我可以用小的哑铃（或者用装水的矿泉水瓶）和您一起来进行玩"举重游戏"；可以在仰卧时做"手脚对抗游戏"；俯卧进行"青蛙蹬"；在跑步的时候，练习起跑蹬地；骑儿童骑马机、健身车来进行下肢锻炼；和爸爸妈妈一起做"蹲起"的游戏；在家里做"青蛙跳"。

在进行精细运动训练时，您可以按照以下的顺序来锻炼我。

从大人手中或桌子上抓取食物
（大把抓、握均可，食物块宜稍大）

从大人手中或桌子上捏取食物
（以拇指与四指，逐渐过渡到拇指与示指捏取，食物块体积逐渐减小）

从罐子里取食物
（初期家长可帮助孩子固定罐子）

双手配合从罐子里找到自己想要的食物并拿出
（孩子一手固定罐子，另一手取出食物）

在设计这个训练时，您可以根据我的实际情况调整训练的难度，如食物的体积可逐渐减小，由规则、易抓取的形状到不规则、难抓取的形状，由开始可以直接食用的如小饼干到需要剥皮才能食用的如糖果等，这样可以让我更多地进行练习。用食物练习的时候，请您一定和我一起洗干净双手，做好个人卫生。

帮助我用手、脚来感受周围的事物，如首先感知物体光滑还是粗糙、柔软还是坚硬、冷还是热，告诉我周围的物品都是什么样的材质，如我的被子、奶瓶、衣服、毛绒玩具、球、报纸、海绵等；当我大一点，可以教给我认不同的形状，如形状轮，让我将其中相同的形状挑出来，放进对应的洞中；还可以让我认一些书上的凸起形状，如三角形、圆形等；用线在纸上粘出轮廓，或者用圆珠笔在塑料纸上画图（画图时在塑料纸下方垫软胶板，反过来即可进行触摸），或者使用盲文刻印机、热敏复印纸制作凸图，让我能够用手感受这些线条，提高手指触觉的敏感度。当然，您也可以用这些线条设计一些有趣的游戏，如迷宫、猜图等。您还可以使用不同材质的物品如柔软的毛毯、报纸、颗粒步道等在地板上打造出一条"小路"，让我光脚或穿着软底鞋在上面行走，感受不同的触感。

当我准备学习盲文前，请在我周围的环境中设立尽可能多的盲文元素。如在灯的开关处、我的物品如水杯、玩具的放置位置上等，可以用一些简单的盲文信息来表示，如用一个点表示电灯关的位置，两个点表示电灯开的位置。我喜欢读的书上，您可以帮我配上一些简单的盲文点字的说明，当我翻到这页的时候我就会记起这页的故事内容。

记住盲文的点位对于我来说还是一件有难度的事情，开始的时候，您可以用放大的盲文点位模型（可在中国盲文出版社购置）来帮助我进行记忆，当然，也可以用圆形磁铁、自制的带粘扣的圆形纸板、棋盘上的球形弹珠等来教我认识点位。

学习盲文需要我的手腕和手指有一定的力量和较好的控制力，这样我才能使用盲笔在盲纸上写下凸起大小适合且均匀的盲点，而不是字迹过浅或扎破纸张或盲点大小深浅不一。因此，您可以让我多进行一些拧螺丝，揉、捏橡皮泥或面团，捏握力器等活动，来锻炼我的手腕和手指的力量。

结合以上内容，对本章第一节中的妞妞小朋友制订如下训练方案。

⊙⁺ 示例

妞妞的康复训练方案

1. 粗大运动训练

短期目标主要有两个：一是练习爬行，二是练习爬行、坐、卧之间的动作自由转换。可分为以下几个步骤进行。

（1）练习四点支撑　利用双手和膝盖支撑身体，让腹部离开床面，维持一段时间。可先在较硬的垫子上进行，然后在较软的支撑面（如床、沙发）上进行。注意其手掌部的力量应均匀分布，避免仅使用掌根部支撑身体。

（2）练习三点支撑　在维持身体平衡的状态下，训练妞妞进行伸手够物，如将能发出声音的球在其面前摇晃，吸引孩子伸出一只手去够取（注意两手可交替进行，避免仅仅使用单侧手）。也需要练习双手支撑和一腿跪立支撑，另一腿抬起向后伸（家长可用做游戏的形式来进行）。

（3）练习向前爬行　初期，家长可用手推着妞妞的脚，辅助她向前爬行。待其掌握要领后，可在前方放置妞妞喜欢的物体，如有颜色的大球（注意不可过远），或父母在前方进行声音引导，吸引她爬向物体。逐渐增加球滚动的速度，增加其爬行的速度。

0~6岁视障儿童康复训练家庭指导

2. 精细动作的训练

（1）用手捏起食物放入口中的能力　目前妞妞可以用手拿起较硬的食物（如小馒头）放入口中，但是对于软的食物，如鸡蛋还不能控制力度，容易捏烂，可以逐步进行训练。注意逐渐使用拇指、示指捏起食物，食物的体积也应逐渐减小。

将食物（如小馒头）放到罐子里，告诉孩子食物在罐子里，让她自己把手伸进去拿东西，逐渐教给孩子形成一手固定罐子，另一手从罐子里拿东西的取物习惯，放入物体也是一样。

（2）通过撕纸练习双手协调能力和力量　可以让孩子先双手大把抓地撕纸，家长和孩子一起拉扯纸，然后逐渐教给孩子用双手的拇指、示指二指捏住纸撕成小块。注意在练习开始时使用较软的容易撕开的纸，如卫生纸，以后可以逐渐采用皱纹纸、报纸等较硬的纸张，锻炼孩子手部的力量。训练时一定注意不要让孩子把纸吃到嘴里，同时注意别让纸划到孩子皮肤。

（3）结合玩具进行精细动作和认知能力的训练　适合1岁左右的幼儿使用的玩具，如各种套柱、形状轮等，让妞妞双手协调完成这些活动。穿珠子也是一种很好的玩具，开始可采用体积和孔洞较大的、串绳比较粗的串珠玩具，待孩子能够很好完成后，可增加难度，如串五个立方体的再穿一个球体的。待孩子能很顺利完成较大体积的串珠后，可逐渐换用较小的串珠。训练时也要特别注意安全，避免孩子误食。

3. 感觉统合方面的训练

增加妞妞本体觉和前庭觉的训练，有意识地带孩子进行一些摇摇马、荡秋千类的活动，当然爸爸也可以带孩子做举高高、飞飞的游戏，扶着孩子从小滑梯上滑下，克服孩子对高度的恐惧感。

通过球池活动和一些触觉训练，在避免触觉失调的同时可以帮助孩子为后期的触觉认知积累经验。

4. 进行综合性训练

（1）追逐光点　在室内光线稍暗处，用手电筒在墙面、地面上制造光点，还可在手电筒上蒙上不同颜色的透明纸，形成不同颜色的光点，吸引妞妞用眼睛进行追逐，或者是用手去拍打光点。

（2）追逐发出声音的颜色鲜艳的物体　如响铃球、大龙球等，吸引孩子用手去够，如果孩子一开始没有意识到可以用手去碰触，家长需要引导她去够取。这些训练也可以与爬行训练结合，如先让孩子拿到球，然后在地面上慢慢地滚动它，让孩子用视力追逐大球，然后去寻找它。

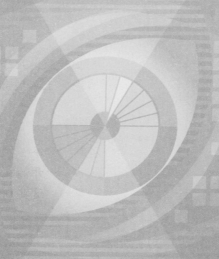

第三章

视障儿童
感知觉能力的发展与促进

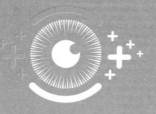

感知觉是人类对客观世界的认识活动的开端。人类的知识无论多么复杂,获得的经验无论是直接的还是间接的,都是先通过感知觉获得的。感知觉是比较简单的心理过程,但它却是记忆、想象、思维、语言等更为高级的、复杂的心理活动的重要基础。没有感知觉,外部刺激就不可能进入人脑,更不可能会有记忆、想象、思维等高级心理活动的发生。

最大限度地综合使用剩余视力、听觉、触觉及其他感官对视障儿童来说非常重要,但这些感官的能力需要进行有意识的、系统的训练。在运用他们未受影响的感觉通道的过程中应使用经过特别设计的活动和经过改编的材料,并给予额外的支持。该领域早期教育康复的主要内容包括:视觉、听觉和触觉的学习与促进、助视器及其他辅具的使用等。

第一节
案例分析

小萌,男,5个月。双眼先天性白内障,行晶状体摘除手术后,根据治疗方案,未放置人工晶体,配戴2400度眼镜。

小萌是个活泼的男孩子,身体各方面的发育都很正常,5个月的他已经可以翻身并在爸爸妈妈的帮助下靠在被子上坐一会儿。他对有颜色的玩具非常感兴趣,每当爸爸妈妈用这些玩具在他身边晃动时,他就会用眼睛追随玩具并发出愉快的笑声,还会用手去追这些玩具,当拿到时就非常开心。小萌对光很敏感,如果用手电筒在他面前的墙上晃动,他会追寻这些光斑,但是他不喜欢强烈的日光或灯光,如果光线过于强烈，他会眯眼并表示不开心。

这时，小萌的爸爸妈妈该怎么做呢？

根据小萌的情况，我们可以发现需要关注孩子以下几个方面。

1. 白内障手术后视力发展情况

先天性白内障手术摘除晶状体后，由于婴幼儿眼球发育相对比较快，因此一般暂时不植入人工晶体，而是在2岁以后择期植入。此时孩子的眼睛处于高度远视状态，需要戴眼镜进行矫正，需要帮助孩子养成戴眼镜的习惯，并定期复查验光，及时调整眼镜的度数。进行弱视和（或）斜视的训练，关注是否有青光眼、眼球震颤等并发症的出现。避免过于强烈的阳光对孩子眼睛造成损伤也是需要注意的。

2. 加强视功能的训练

进行先天性白内障手术之后，同样需要对孩子进行视功能的训练。一方面配戴的框架眼镜会引起光学相差、视野缩窄、成像质量较差等问题，需要进行训练。另一方面要进行弱视训练，关注小萌双眼是否有优势眼和弱视眼的区别，是否有视力参差，根据情况恰当进行训练。保证弱视眼的光学刺激，进行精细视觉训练等都是非常好的方法。

3. 加强触觉和听觉的训练

和所有的儿童一样，小萌的触觉、听觉训练也不能忽视，将触觉、听觉训练与视功能训练和孩子运动功能的发展训练相结合，可以促进小萌的综合发展，帮助他在头脑中建立起对事物的综合认识。小萌的视力会影响他对事物特别是一些细小部分的观察不够清晰，这时通过触觉可能会对其进行补偿。

训练方案见本章第三节，请您了解相应的内容与康复原则方法后，对照进行思考应用。

第二节
视障儿童感知觉能力发展的内容和特点

感觉是人脑对直接作用于感觉器官的客观事物的个别属性的反应。在日常生活中，我们看到的颜色、听到的声音、触到的温度和形状、尝到的味道等这些个别属性在我们头脑中的反应就是感觉。

知觉是人脑对直接作用于感觉器官的客观事物的整体反应。当客观事物直接作用于感受器官时，人们头脑中反映的不仅是事物的个别属性，同时也反映事物的整体属性。比如，我们面前放着一个苹果，我们不仅通过各个感觉器官来感受它的颜色、味道、形状，还要通过大脑的分析和综合活动，从整体上认知到它是一个苹果。

儿童对新事物的认识总是从感知觉开始的，因此通常称感知觉是儿童心灵的"门户"，是儿童认识的来源。要发展儿童的记忆、想象和思维，提高儿童的智力水平，首先要发展儿童的感知能力。

一、视障儿童感知觉能力发展的主要内容

根据刺激物来自于身体外部还是来自于身体内部，可以把感觉分为外部感觉和内部感觉两大类。外部感觉包括视觉、听觉、嗅觉、味觉和皮肤觉（触觉、压觉、温度觉、痛觉、痒觉等）；内部感觉包括运动觉、平衡觉和内脏觉。

根据知觉所反映的事物的特性，可以把知觉分为空间知觉、时间知觉和运动知觉，其中，空间知觉又包括方位知觉、距离知觉、形状知觉和大小知觉。空间知觉主要依赖于视觉准确而迅速地获得，也可以通过听觉和触觉等获得。

由于0～6岁是儿童感觉能力，特别是视觉能力发展的重要阶段，同时也是儿童知觉形成的关键期，因此视障儿童感知觉能力发展囊括了上述各种感知觉能力的内容。

视障儿童主要通过视觉、听觉、触觉、运动觉以及少量的嗅觉和味觉来获得信息，只有将这些感觉综合起来才能感受到较为完整的事物特征。鉴于视觉障碍是视障儿童的一项缺陷，因此听觉、触觉、嗅觉、味觉等外部感觉在儿童发展早期对补偿视觉缺陷、帮助儿童探索和认识世界中起着非常重要的作用，本章着重从上述几个方面对视障儿童早期感知觉能力的发展进行阐述。

二、视障儿童感知觉发展的特点

总的来说，视障儿童与普通儿童感知觉能力发展的内容是一致的，但由于视力的缺陷，导致其视觉能力发展存在滞后。其他感知觉能力的发展可能受到视觉发展迟缓的影响而表现出阶段性的滞后；也有可能经过长期感觉经验的积累而表现出比普通儿童更佳的状态——当然两种情况都并非必然。其特点主要有以下几个方面。

1. 部分或全部地丧失视觉，存在视觉偏好，部分信息难以或无法被感知

视觉信息是人获取外界信息最主要的来源。人的视觉能力是在随时随地的用眼中形成和提高的。视觉缺陷意味着视障儿童不能像明眼儿童那样主要通过视觉来感知信息，他们只能感知部分视觉信息或感知到不太清晰的视觉信息，很难将视觉信息完整、准确地输入大脑，进而导致个体视觉经验的缺失或不完整，难以形成或无法形成完整的视觉表象。

先天性全盲或仅有光感的眼病会导致儿童无视觉经验，缺乏建立视觉认知的基础。一些眼病如先天性白内障或术后无晶状体、先

天性眼球震颤、屈光不正性弱视、原发性视神经萎缩、视网膜色素变性及白化病等，则会影响儿童的视力、视野、色觉、反差、明暗适应等，导致儿童的视觉经验缺乏或不够准确，影响视觉认知建立。特别是0～6岁的低龄视障儿童，缺乏生活经验，往往意识不到自己有视觉缺陷，无法表达视觉需求，因此他们的活动范围受到明显的限制，这对他们其他能力，如动作能力的发展也会产生深远的影响。

由于视觉缺陷，很多视障孩子都会有自己的视觉偏好。总的来说，他们更爱看图案，而不太爱看单一颜色的平面，但颜色过于复杂的图片也容易增加他们辨别的难度；活动的物体比死板的形状更能引起他们兴趣；三维的形状比二维的形状更受孩子喜爱；实物比图片更好；颜色上强烈的反差比微弱的反差更能唤起孩子的注意力；图案或物体之间不要距离太近等。

虽然通过听觉、触觉等可以弥补一定的信息缺失，但仍然有一些信息是视障儿童无法或者很难全面感知的。例如复杂的美术作品、照片、文字、光学艺术等二维体；云、雾、烟等气状物体；细菌、微生物等需借助显微镜才能感知的细小物体；奔跑中的老虎、狮子、猎豹等快速移动且对人身有危险的动物；高山、飞机、建筑物等只有通过远距离视知觉才可全面感知的庞大物体；雪花、肥皂泡等容易被破坏的娇嫩物体；太阳、月亮、星星等太遥远的物体；强电流、黄蜂等容易危害感官的物体等。这些信息都只有通过视知觉才能够很好地理解并形成概念，此时年龄幼小的视障儿童又很难对无法感知的物体产生"想象"，因此存在对于这些物体的认知困难。

2. 听觉、触觉、嗅觉功能有所增强

视障儿童在学习的过程中，除了利用剩余视力以外，还不断利用听觉、触觉等其他感官来弥补视觉通道的缺陷，以获取更多的信

息，即我们常说的"以耳代目""以手代目"。部分视障儿童可能会表现出较强的听觉能力、更为灵敏的触觉能力或者其他较为突出的感知觉能力。

缺陷补偿行为总的来说体现了器官功能"用进废退"的规律，相应地促进了听觉、触觉等其他感知能力的发展。例如，听觉功能增强的主要原因在于听觉通道使用频率的增加，使儿童更加注意听觉信息，形成较高的听觉注意力；对声音信息的分析更为细致，从而达到较高的听觉选择能力；长年累月的听觉经验积累，使得听觉记忆更为丰富，从而形成较高的听觉记忆力。触觉功能增强的主要原因是由于儿童通过积极主动地利用双手触觉分辨物体的各种不同属性，如大小、形状、结构、温度、光滑度、硬度、重量、比例、距离、方向等，长期的触摸学习使得他们的触觉感受性更强，也让他们能够通过触觉记忆记住更多的物体。嗅觉功能增强是因为儿童常常要通过嗅觉来与自己身边的场所、人物以及物体形成相应的联系，如通过气味判断自己的所在位置，根据一些人身体上的标志性气味来判断人物，还有自己喜欢的玩具、饭菜、书本、衣物等。

常常有人认为，视障人虽然看不见，但却具有一种特殊的"障碍觉"，例如他们在行走中遇到障碍物时能主动地回避绕开障碍，就好像看见了一样。其实，这种能远距离感知障碍的"障碍觉"并非视障人的特异功能，也并非天生的。大量的实验研究表明，视障人的"障碍觉"其实是他们通过长期利用和关注非视觉通道的信息而逐渐掌握的技能，例如利用明眼人所忽视的声音进行回声定位，通过面部触觉注意到空气流动形成面部皮肤触压觉的细微差别，受到障碍物影响照在身上的阳光区别等。根据研究，视障者的"障碍觉"还可能与天气、周围环境的嘈杂度、风向、心情等相关。

正如前面所述，视觉通道具有其不可替代的优越性，其他任何一种感知觉都无法完全替代视觉学习。但是，通过对听、触、嗅觉的训练，可以在一定程度上弥补视觉缺失。当然，由于听觉、触觉或其他感觉功能的增强需要长期经验的积累，因此对0～6岁的视障儿童而言，这些功能的增强所带来的效应并不一定当时表现得非常明显。但是，此阶段大量的多感官信息的刺激与感知经验的丰富和积累对于他们其他感知觉功能的提升以及认知的发展都有着非常重要的意义。

3. 视障儿童的知觉整体性欠完整

尽管儿童的其他感知觉通道可以在一定程度上补偿视觉缺陷，但其知觉的整体性与明眼儿童相比表现出一定的差距。例如，视障儿童可以利用触摸来感知金属的硬度、温度；可以敲打金属，听到所发出的声音，但他不能或很难完全感知金属的光泽、颜色。再比如视障儿童认识凶猛的野兽，例如猎豹，虽然可以通过触摸模型甚至标本来认识猎豹的大小、皮毛、体征，通过音频了解猎豹的吼叫声，但是猎豹究竟如何凶猛则只能通过视觉观察其奔跑速度、追赶猎物、撕咬搏斗等才能获得更为直观的印象。

在现实世界里，可视材料近乎是无限的，具有较大的主动性；而可听、可触的材料则远不如可视材料来得丰富，视觉常常受到外界的制约。对于普通儿童来说，首先是看得多了，听起来、摸起来才会更容易理解。相比之下，视障儿童能主动利用的视觉信息资源极少，因此主要依靠触觉和听觉的材料或极少的视觉信息学习的视障儿童在物体概念的习得上存在更大的困难。此时，家长的观念对儿童知觉整体性的发展有着非常重要的影响。一方面，如果家长认为应该"保护"仅有的剩余视力，尽量不要用眼，就会缺乏主动提供视觉刺激的意识，造成儿童视觉能力的不足，影响知觉整体性的发展；另一方面，有的家长因为担心儿童摔伤或其他意外伤害便处处限制儿童的活动，对其过度保护，这实际上是违背了婴幼儿通过身体与环境的接触来认识周围世界的规律，限制了儿童通过身体活动来获取多感官刺激的机会，进而导致其各种感知觉能力发展的迟滞。

第三节
促进视障儿童感知觉能力发展的方法

由于视觉缺陷，视障儿童的感知觉发展可能相对滞后，但是仍然按照儿童发展的基本规律向前发展。在此时，采用科学、系统的感知觉训练方法，对视障儿童感知觉发展进行早期干预训练，将促使视障儿童的感知觉能力得到最大化的补偿与发展。

一、基本原则

在视障儿童感知觉训练时，需要在感知觉发展基本规律下，根据儿童的眼病特点，关注个体之间的差异。其训练基本原则如下。

1. 活动性原则

儿童大多通过听、摸、闻、看等途径来积累丰富的感性经验，逐步了解物体的各种特性。在视障儿童感知觉训练过程中，训练者要以儿童的实际活动为基点，创设各种情境，通过有效组织不同形式的训练活动，增加儿童与物体相互作用的操作活动机会，促使儿童感知觉能力得到提高。

2. 循序渐进原则

由于视觉缺陷，视障儿童在完成感知觉活动任务时，往往遇到很多的困难，常常经历失败，从而变得缺乏自信，不肯参与。因此，家长要耐心地给予他们更多的时间让其探索和体验；活动训练内容与方法要由易到难、由简到繁，并充分考虑儿童的触觉喜好、听觉喜好等；训练量要由少到多，训练的任务与要求要逐步提高。要充分考虑每个儿童的具体特点和感觉偏好，通过切实的评估与诊断，然后根据感知觉能力的最近发展区制定计划、进行训练。

二、训练方法

1. 视觉训练

视觉是指大脑对于感光器官（眼睛）接收到的影像信息的感知，是对眼睛接收到的影像信息进行储存、辨识、理解和处理的能力。视觉的内涵，除了中心视力和周边视力（视野）外，还有立体视觉、色觉、双眼协同能力、视觉认知、身体平衡、眼-脑-肢体运动的协调能力等很多方面的内容。

一般来说，婴儿出生后，视觉系统的神经结构作为一个整体已经基本形成，也就是具备了一定的视觉生理基础，但视觉功能的成熟则需要在出生后的一段时期内通过一定的"视觉训练"才能逐渐成熟。如普通儿童1个月时才能看清20～25cm处的人脸或玩具；2个月能被亲人的鬼脸逗笑，对90°范围内物体追踪注视；4个月就可以灵活追踪家长出示的物品；5个月可以看见色彩鲜艳的物体，并有够取拿到物品的表现。可见，儿童的视觉也是在不断发展的，资料表明0～6岁是人类视觉发育的关键期，需要给予婴儿足够和丰富的视觉刺激，如通过观看各种色彩、物品、景物、现象的机会来促进正常的视觉功能的形成。

视觉发育期中，普通婴幼儿并不是主动或有意识地去提高自己的某种视觉能力、锻炼某项视觉技能，这些视觉能力和技能都是在不知不觉用眼过程中发展起来的。有剩余视力的视障儿童如果在视觉发育的关键期没有得到足够的用眼机会，即视觉刺激，其视觉能力的发展就可能受到阻碍，也会影响视觉技能的形成。因此，在这个时期内父母应有目的地为视障婴幼儿提供足够丰富的视觉刺激，创造一个良好的视觉环境，帮助儿童充分利用剩余视力。通过这样的训练，视障儿童可以看到尽可能多的色彩、物品、景物等，获得一定的视觉功能。

相反，假如在视觉发育的关键期由于父母或抚养者忽视了儿童剩余视力的利用，或出于想"保护"其视力的目的而让儿童少用眼，儿童神经环路就很难再被视觉经验所塑造。视觉训练可有以下内容，家长们可以参照应用。

（1）感光训练　光是视觉产生的基本要素和条件。视觉的基本功能表现为人眼对光刺激的分辨能力，包括分辨光的强弱；分辨一定时间间隔的闪光刺激；分辨不同波长的颜色光刺激等。不断感受到的光刺激可以促进儿童视觉功能的发展。

家长可以利用不同种类的光源给出光源的有无、大小、形态等变化，并通过改变其亮度的明暗、距离的远近、闪烁的频率来观察和锻炼视障儿童对单个光源的察觉能力；还可以使用两个同种或不同的光源促进儿童对两个光源同时感知，并能判断光源的位置关系、相对距离，进行两个光源的明暗比较、距离远近的比较、闪烁频率比较等。手电筒、小彩灯、带闪光的玩具这些都可以作为训练的材料。

为了提高儿童对光源的可察觉性，在家中可以通过窗帘和灯光的布置调节室内环境的亮度。例如可以通过反复开关窗帘、晚间开关电灯，形成儿童眼前明暗交替的环境。每次训练时，家长要边做动作边用语言描述"亮""暗"或"开灯""关灯"，这样可以增强儿童对光线的感受，并逐渐将语言概念和自身的感受形成联系。训练时的光线不能过强，同时注意经常变换光源的位置和儿童的姿势，以便让儿童的眼睛可以从上、下、左、右等各个方向看到光线和事物。

（2）注视训练　视觉注视训练是指让视障儿童集中视力注视并看清一个固定目标，主要包括固定注视训练和定位注视训练。

固定注视训练是帮助儿童学会注视某一目标，使目标物进入视野最清晰的区域，学习集中注意看清这个目标及它的细节。由于低龄儿童无法用语言明确表示出自己的意图，因此需要家长耐心观察儿童表现并灵活调整训练进度。例如家长可准备一个色彩鲜明、简洁、能变化形状且安全的玩具，在儿童能看到的距离和位置呈现给他，展示玩具的变化方法，可以表现出"这个玩具很好玩耶"的样子，吸引儿童主动索取这个玩具，观察他的动作和玩玩具的方式。如对某个玩具不感兴趣或失去兴趣时，可以根据儿童的情况选择其他玩具。

定位注视训练可以帮助儿童把眼睛固定在需要看的地方上，学会向不同方向注视。近距离的定位注视关系到儿童今后阅读及生活的细节，远距离的定位注视则关系到儿童对环境的认识能力等。家长在跟孩子游戏时，可在桌面放一张色彩鲜艳的大图片，吸引儿童前去观察，让他说说图片的颜色、大体形状或者内容。再在桌面用5张图片布置好5个方位，要求儿童手撑在桌上，先看中间图片，再在固定头位的同时转动眼睛去观察另外四个方位上的图片并说出上面的内容。这个活动可以反复多次练习，根据儿童的训练进展提供更多的素材。

（3）扫视训练　扫视又称为视觉扫描，在训练者的指导下视障儿童按一定的顺序进行观察的过程即是视觉扫描的过程。视觉扫视是视障儿童在生活中较常用的视觉技能，扫视某一事物时，扫视的方向可以沿着水平方向，也可以沿垂直方向，但必须按一定的顺序进行。视觉扫视的训练，能发展儿童视觉扫描的速度、准确度和眼球的控制能力，这对视障儿童今后适应社会生活有极大地帮助。

训练时，家长可拿出若干个苹果、橘子、梨、香蕉等水果横向排成一排，指导孩子从左到右逐个扫视，并说出观察到的是什么水果？它是什么颜色的？然后，要求孩子再从右到左扫视一次，找出相同颜色的水果，此时，只要是相同的颜色就行了，可以是不同种类的水果，逐渐提高孩子观察的速度和准确度。当然，活动的内容还可以拓展成找物体的不同特点，如观察相同的水果，观察相同形状的物体等。

（4）视觉辨认训练　视觉辨认训练是分辨细小物体或物体细微部分的训练。训练时还可以结合颜色辨认训练，选择两种对比色进行辨认训练。例如，可以用不同颜色的物体或图片，让儿童去辨认，随着训练的深入，可以逐渐减少物体与背景色的颜色反差，或者逐渐减小需辨认物体的体积。视觉辨认训练也可结合上文的扫视训练进行，如设计一些适合儿童年龄的找相同或找不同的游戏，在游戏中训练他们视觉辨认的技能。

（5）追视训练　追视训练包括视觉跟踪训练与视觉追踪训练。视觉跟踪是指有效控制眼球运动以追随静止物体的一种视觉技巧，是介于注视和追踪之间的一种训练。视觉追踪主要是追随运动的物体而移动眼球，需要更好地控制眼球运动的技能。如果没有运动或视野问题，视障儿童有能力追踪物体向不同的方向移动。

视障儿童在家长的指导下可以进行许多视觉跟踪训练，例如常见的走迷宫游戏，家长可选择比较简单的迷宫图，指导孩子从迷宫的入口走到出口。在训练过程中为增加活动的趣味性，家长还可以创设一定的故事情境，也可以根据迷宫图本身的故事增加孩子的乐趣，如沿铁路看看火车到了哪里？沿着弯弯曲曲的河道，小船的码头在哪里？公园里弯弯曲曲的小路的尽头有什么？

训练视觉追踪能力时，需追踪的运动物体离视障儿童不要太远，移动速度要慢，根据视障儿童视线追随的情况灵活调整。当视障儿童的视线能熟练追随物体的移动时，距离再从近到远，速度由慢到快，由有规律的运动到无规律的运动。追踪材料的选择也要适合，如颜色宜鲜艳、与背景形成反差对比；大小应适合孩子的视力情况，随着训练难度的提高，物体逐渐由大到小；材料可以是会发声音的，以吸引儿童的注意，家长要随时观察和鼓励儿童用目光追视物体并随物体的移动而移动。如让孩子的眼睛跟随大钟的钟摆移动；或在一间较暗的房间内，将手电筒的灯光投射在一面墙上，并上下左右移动，让孩子在保持头不动或动的情况下追视灯光；或在地面上滚动、空中抛动颜色鲜艳的球，让孩子进行追踪。

（6）视觉记忆训练　视觉记忆描述了人类的感知过程与视觉特征的编码、存储和检索之间的关系，是人类视觉系统的一种重要工作机制。视觉记忆的形成包括视觉特征提取、保存及搜索三个步骤，通过人类的眼睛采集视觉信息，并从这些视觉信息中提取有用特征以供进一步的视觉处理，然后保存感兴趣的目标特征。当人类的视觉系统再次遇到类似目标时，则从视觉记忆中提取相应的特征，对该目标进行匹配和判断。

视觉记忆是视功能发展的高级阶段。由于视障儿童看到的目标往往仅是一部分或是一个模糊的全貌，而通过视觉记忆的组织，则有可能将其变得完整而清晰，因此，视觉记忆的形成对视障儿童更准确地了解他们所看到的一切是至关重要的。

视觉记忆能力包括凭记忆说出曾出现过又被拿走的物品；记忆看过物品的颜色、形状和大小；认识部分与整体的关系，能根据记忆把各部分组成整体或把缺损的部分补充完整；按看过的顺序排列图片或物体；记忆与物体之间的距离，安全行走等。

家长可利用各种平面图形、立体图形、拼插玩具、棋类玩具来进行形状、大小、颜色的视觉记忆训练，由易到难、从简到繁，让孩子掌握一定的视觉记忆方法后，再回归生活，在实际生活场景中进行训练。例如让孩子描述最近看到的事物，如去过的公园，看到了什么人物和场景？这些人物和场景都是什么样子的？刚刚看过的画里面都有什么？刚读过的连环画里都有谁？当然也可以结合孩子的精细运动训练，让孩子画出自己认识的人物、物品或场景，并解释等。

2. 听觉训练

对于视障儿童来说，听觉是反映周围环境信息的有效感官来源，它提供了许多视觉无法接收的信息。帮助儿童发展听觉技能对于儿童驾驭环境或进行日常活动至关重要。对视障儿童的听觉训练主要包括听觉注意训练、言语听觉训练、听觉分辨力训练和听觉绝对感受性训练。

（1）听觉注意训练　家长可以帮助儿童学会对声音形成有意注意，鼓励儿童专注地去感觉以前可能不曾注意到的声音，如让他描述听到的声音、鼓励儿童通过自己的活动制造出声音等。家长还要帮助儿童学会定位声源，可以将传统的捉迷藏变成练习听力的有趣游戏，从房间的不同方位叫他并让他说出您所站立的位置，或者让儿童练习随着训练者的声音转向等。随着年龄的增长，利用自己主动发出的声音的回声来判断障碍物与自己之间的距离，是视障儿童通过反复实践逐渐积累的经验。

（2）言语听觉训练　言语听觉训练即语言感受力训练。对视障儿童的语言感受力训练，要融入日常生活之中，坚持对儿童多讲，家长要把看到的、做的讲给儿童听，并且要反复多遍地讲。特别是在各种日常生活中，无论是洗澡、吃饭、做游戏，都要用温柔、亲切的语调告诉儿童正在使用或接触到的物品以及正在从事的事情。经过多次重复，儿童便会将物品的名称、活动的名称与该物品、活动之间建立联系。

（3）听觉辨别训练　听觉辨别力是指分辨不同声音的能力。人们在听的时候，一些无关的信息也会被迫感知，可能会对听觉的选择性注意造成困扰。因此，辨别不同声音并从中选择自己需要的信息对视障儿童来说是非常重要的。家长要为儿童提供多种相同、相似或不同声音刺激，为他们创造丰富的听觉环境。如让儿童认识和辨别来自厨房的声响、各种乐器声、人们的说话声以及街道上的各种响声，多为儿童提供听大自然声音（鸟鸣、蛙叫、流水声等）的机会，也可以通过录音机或电视向儿童介绍他在日常生活中没有机会听到的声音，尽量丰富儿童的听觉经验。训练者还要帮助儿童学会专注于特定的声音，这对视障儿童今后从嘈杂的环境中选出对于定向最为重要的声音大有好处。如训练者可以在开着电视机或音响时叫儿童的名字，帮助他更好地辨认声音。在日常生活中，将周围的一些特定的声音与活动结合起来，比如家长回家开门的声音、炒菜时热油炒菜和抽油烟机的声音、在汽车站站台上可以听到汽车进站刹车的声音、某公园有清脆的鸟叫声、游乐园游戏中大家发出的惊呼声等。

（4）听觉感受性训练　听觉感受性训练，主要是指通过"声音递减法"，让儿童能听到细微的声音，提高听力。例如，家长可以选择语句简短、内容简单、适合儿童听的儿歌或者故事，把播放机放在距离儿童50cm左右的地方，调至适中的音量，让儿童集中注意力听。听完一两句暂停，马上让儿童重复听到的内容。然后调小音量，听完一两句再暂停，再重复。逐渐调小音量，直到最后听不到声音，无法正确重复为止。在最开始进行听觉绝对感受性训练时，一定要有一个安静的环境。另外，家长还可以加强音乐训练，经常给孩子播放节奏明快、旋律优美的音乐，让孩子感受音乐的律动，跟着节拍拍手、跳舞。

3. 触觉训练

对于视障儿童而言，触觉是他们认识、理解世界的非常重要的途径。触觉能使我们体验到事物的许多特征，如大小、形状、质地、重量、干湿、温度等，可以带给孩子舒适快乐的感觉，当然也可能造成不适甚至疼痛。因此，触觉训练开始时，家长可选择一些摸起来较为舒适的东西，如天鹅绒、绸缎、毛皮等，让儿童学着触摸和感受，以后再逐步触摸木块、塑料制品、皮革、砂纸、地毯等较为粗糙或坚硬的东西。

家长需要为儿童提供能够锻炼触觉的玩具，如自制一个触摸箱，将一些常见的家居用品如木勺、刷子、海绵、塑料杯、搅蛋器等，装入一个带口的纸箱内，让孩子伸手到触摸箱内用触觉去辨别不同物品。或者设置一个织物角，沿墙挂上各种物件，如小块毛毯、布块、墙纸、废布头、毛线、丝绸等，还可以放些硬纸板和硬塑料片、各种皮革、小木板、金属片、砂纸等，为儿童提供丰富的触觉经验。

触摸感知是从局部到整体，或从整体到局部的认知过程。人们在触摸时，为了能更好地理解事物，往往需要对所认识的事物进行全面详细地触摸，如果没有一些技巧方法的训练，将很难分清主体与背景，造成大量无关触觉信息的干扰，影响儿童触知觉选择性的发展。因此，在触摸认识物体的基础上，家长可以设计一些方案，提高儿童通过触摸对物体的辨别能力。如初期可以辨别不同形状、质地的物体，在触摸箱中找到球状物体、立方体物体、同样的勺子或各种软软的物品。

随着儿童年龄增大、触觉经验的丰富，再进一步提高训练的辨别难度，如在一个动物模型上找到它的不同部位、在一张触摸图上找到相同的形状、相同但大小不同的形状、将立体物体和平面凸图配对等。

触觉训练可以与每天自然的生活场景相结合。例如，在为儿童洗澡时，让他感觉毛巾在干燥和弄湿之后的不同，并和他谈论不同之处：开始它摸起来是干燥的、粗糙的，泡水之后它是湿润、柔软和舒服的；开始它是暖和的，但是很快就降低了温度……这样一个简单的活动就能为儿童提供丰富的触觉体验。另外，还可以让儿童通过触摸冰块、装有温水的杯子等来感知温度。

在触觉训练的过程中，逐渐教给孩子触摸的技巧，如从整体到局部、从物体或图的上到下、左到右，依次进行触摸。先从立体的、日常的物品开始，然后可以是等比例扩大或缩小的模型，抽象的、卡通的、变形的各种物品，最后才是表现在平面上的触摸凸图。过程中还要帮助孩子提炼物品的各种特征线索，比如牛、羊这些动物都有四条腿，而鱼类则有尾巴等，帮助孩子进行辨别。触觉训练的过程需要很长的时间，家长要有足够的耐心，等待孩子逐渐积累自己的触觉经验，并不断进行修正，最后形成较为准确的触觉感知。

4. 嗅觉和味觉训练

尽管味觉和嗅觉提供的感觉信息相对较少，但也是视障儿童认识世界的重要途径。

味觉训练时，对于年幼的视障婴幼儿，可以用棉棒蘸少许的糖水、醋、盐水等无害的液体，滴到儿童口中，训练其味觉。对于稍大些的儿童，可以让其品尝苹果、橘子、葡萄等单一水果，也可以让他们品尝各种不同的酱料、调料粉等复合味道。味觉训练可以与日常的饮食相结合，鼓励儿童说出自己喜欢吃的食物的味道，并记住这些食物的名称，丰富自己的味觉经验。同时还可以结合食物的特征进行训练，如孩子爱喝的酸奶是黏稠的、坚果是硬硬的、薯片是脆脆的。这样的训练不但可以帮助儿童建立对食物的综合认识，也将不断丰富他们的词汇，提高表达能力。

嗅觉可以帮助视障儿童识别食物、人物以及其他事物，还能帮助视障儿童进行定位。比如，飘来汽油味的地方意味着加油站，而充满面包和牛奶香味的地方意味着糕饼屋等。训练过程中，只要不是对儿童有害的气味，都可以让他闻闻，同时告诉他气味以及气味所代表的物品和场所的名称。

结合上述原则和方法，对第一节中的小萌小朋友提出了如下的训练方案。

⊙ 示例

小萌的感知觉能力训练方案

1. 加强视觉训练

（1）加强孩子对光及颜色的辨别能力　带孩子到光线充足或不足的地方进行体验，如结合每天孩子晒太阳的活动外出，并观察孩子的反应。当然要注意对孩子的防护，光线强的时候要给孩子戴上遮阳帽。在房间内拉上窗帘，家长中一人用手电筒蒙上不同颜色的彩纸，在墙面上形成光斑，另外一人抱着孩子鼓励孩子用眼睛寻找光斑，或者走到墙边，和孩子一起捕捉光斑。此时也可以使用图2-11和图2-12所示的视觉训练卡进行训练。

（2）防止弱视眼形成　双眼白内障的儿童，在术后双眼视功能发育未必一致，这与许多因素有关，如术前白内障发生的位置、术后是否有并发症等，因此双眼也可能会有优势眼和弱视眼之分，这会影响弱视眼的视力发育，同时也不利于立体视觉的形成。如果出现这种情况，需要在弱视专业医生的指导下进行遮盖健眼的训练，可以采用完全遮盖、部分时间遮盖、部分遮盖、最低限度遮盖等方法。因此，爸爸妈妈需要带小萌小朋友定期进行复查。

（3）加强视觉精细观察能力和追踪能力训练　注意加强小萌小朋友的视觉精细观察能力的训练，通过强化辨认细小物体，如可使用小萌喜欢的玩具车，向他讲解玩具车上的各个部件，分辨其中的区别，从而刺激视觉发育，促进视功能的提高。

注意使用颜色鲜艳的玩具在孩子仰卧位时从他的眼前移动到侧方，从侧方移动到眼前，吸引孩子的注意，反复进行，注意可从有规律的移动，逐渐控制和变换速度与移动路线，促进小萌的视觉追踪能力。可在小萌坐位时将球由远到近、由近到远滚动，吸引孩子进行追踪，还可将此训练逐渐与爬行、走等运动能力训练相结合，促进小萌追踪能力和手眼协调、脚眼协调等能力的发展。

2.加强听觉、触觉训练

小萌小朋友的听觉、触觉训练既可单独进行，也可以和视觉训练同时进行。比如选择玩具时，可以选择如图2-5所示的带响铃的可拆分触觉球，让孩子看球，听球晃动的声音，触摸不同花纹的球，还可以试着把球拿出再放回，当然也可以滚动球来让孩子寻找。另外，在日常生活中，多用语言对孩子解释正在发生的一些事情，比如家中有电话发出响声，可以将孩子抱到电话前，让他看清楚电话的样子，并让他听一下听筒中传来的声音，让他把听到的声音、看到和触摸到的实物能够联系起来。

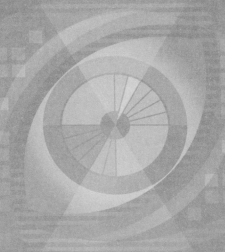

CHAPTER FOUR

第 四 章

视障儿童
独立生活技能的发展与促进

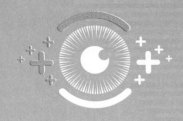

技能是指掌握并能运用专门技术的能力，是通过练习获得的、能够完成一定任务的动作系统。视障儿童独立生活技能领域包括他们独立生活所需的相应技能（张悦歆，2017）。独立生活技能对于视障儿童来说是非常重要的，随着他们逐渐成长，走出家庭，进入学校，良好的独立生活技能对于他们适应学校生活、完成学业和与他人交往都将起着重要的作用。正如有学者认为"视觉障碍儿童掌握基本生活自理能力是其自我成长和社会化过程中最为关键的一关。"帮助视障学生达到明眼同伴的学业成就，往往需要首先帮助学生学习大量的日常生活技能和工作技巧（Heward，1980）。

对于低龄视障儿童来说，其独立生活技能与运动能力、感觉能力、定向行走技能有着极为密切的关系，这些能力往往可以相互促进。同时，独立生活技能也有助于视障儿童发展良好的心理及社会适应能力。因此，促进视障儿童独立生活技能的发展是其早期综合康复的重要内容。

第一节
案例分析

明明，4岁2个月，男性，全盲。

明明入幼儿园的时候与同龄儿童相比身材很瘦小，他胆子非常小，如果没有人带领他不敢走路，更不敢上下楼梯。除了在家以外，在其他环境中，都需要家人时刻陪伴在身边，如果身边没人他就会大叫，直到家人来到他的身边。吃饭成为他入园后一件非常难以完成的事情，首先明明不能自己使用汤勺吃饭，需要家长和老师喂饭，而且除了米饭，其他的饭菜、水果他都拒绝食用。如果在米饭中拌入菜，他就会用舌头把菜挑出来，然后吐掉。

通过与家长的沟通交流，老师们发现明明现在的各种问题主要源于家长：

首先，家长认为孩子失明了，非常可怜，全家人就应该给孩子最多的爱，尽可能让孩子感到被爱护和关心，他的需求应该被尽量满足。家里也具备这样的经济条件，妈妈可以在家全职陪伴孩子，对孩子进行照顾，孩子不喜欢做的就不做，孩子不喜欢吃的就可以不吃。

其次，明明的家长认为孩子的日常生活技能不用特意进行培养，到了年龄，自然就会了。在与家长的交谈中，家长表露以前自己也没有经过专门的生活能力训练，但是自然而然地具备了这些能力，明明应该也是可以的。而且孩子年龄小又看不见，万一在自己做这些事情的时候把自己弄伤了就不好了。比如让他自己走路，要是磕了碰了、从楼梯上摔下去怎么办？自己吃饭，洒了弄在身上再烫着怎么办？吃饭时间长，饭菜都凉了，孩子吃下去胃不舒服怎么办？

在饮食方面，明明的家长最早给他吃的是米饭，看他比较喜欢吃，而对其他食物不感兴趣，于是家长认为他只喜欢吃米饭，就很少给他吃其他种类食物。随着孩子年龄增长，由于很少接触其他食物，孩子逐渐认为其他食物难吃或不能吃，即使家长给他吃，他也不吃，形成了恶性循环。孩子不但比同龄儿童瘦小，而且体质也不太好，经常生病。

明明小朋友目前的情况以及家长的想法，在视障儿童成长的过程中，是非常多见的。面对这样的孩子和家长，学校的老师们往往有些无奈，家长的出发点听起来非常有道理，但是对孩子的成长却造成了困惑。那么，我们该怎么办呢？

训练方案见本章第三节，请您了解相应的内容与康复原则方法后，对照进行思考应用。

第二节
视障儿童独立生活技能发展的内容和特点

普通儿童学习生活技能主要依赖视觉观察和模仿，一些技能往往在不经意间就获得了，而视障儿童由于视觉获取信息的这个来源缺乏或不足，因此，他们的"生活自理能力，不是天生就有的，而是需要依靠后天不断训练和培养才能最终形成"（邓猛，2011）。低龄视障儿童的独立生活技能培养场所主要在家庭，父母及家庭中的其他抚育者是主要的培养人员，有经验的视障教育工作者可以承担对家长的指导工作。

一、视障儿童独立生活技能发展的内容

视障儿童独立生活技能主要包括具备独立生活的意识，掌握独立生活的基本能力，能够照顾自己，并具有良好的行为管理能力，如个人卫生、餐饮、睡眠、着装、如厕、物品管理、时间安排等。

（1）个人卫生 个人卫生技能的培养包括养成良好的清洁卫生习惯，检查自己卫生情况的能力，以及掌握日常生活中洗手、洗脸、漱口、刷牙等身体清洁方法等。

（2）餐饮技能 餐饮技能的培养包括知道基本的饮食常识、用餐方法和餐饮礼仪，养成良好的饮食规律和习惯，能够自如使用餐具进行独立饮水、进食等。

（3）睡眠技能 睡眠技能的培养包括能够养成规律的睡眠时间（避免昼夜颠倒的睡眠）、足够的睡眠时间、养成良好的睡眠习惯（可以独立入睡）等。

（4）着装技能　着装技能的培养包括知道基本的着装礼仪，能够根据不同天气和环境判断是否需要增减衣服，自己穿、脱衣裤、袜子和鞋子等。

（5）如厕技能　如厕技能的培养包括会控制大小便，养成良好的排便习惯，会在厕所解大小便并独立进行便后处理等。

（6）物品管理技能　物品管理技能包括具有管理自己物品的意识，养成物品规律管理的良好习惯，掌握整理收纳玩具、图书、衣物等的基本方法。

（7）时间安排技能　时间安排技能包括形成规律的作息时间和习惯，能够适应学习、娱乐、休息等不同时间段的安排并保证较高的效率等。

二、视障儿童独立生活技能发展的特点

相较于普通儿童，视障儿童独立生活技能发展受到视觉障碍的限制，这为他们的学习和发展也带来了许多困难，这容易引起发展中的下列情况。

1. 独立生活意识不强、依赖性强

每个孩子最终都将走出家庭，走进学校和社会，独自面对外面的世界，视障儿童也不例外。因此家长应当有意识地从孩子小的时候逐步培养他们的独立生活意识。但是，在现实中，我们经常能够看到家长"主动"代理孩子的所有日常生活，而孩子由于看不见，也不知道自己应当主动做些什么，这使他们从小在日常生活中显得比较被动，依赖心理强，当然也无从理解独立生活的含义。同时，由于视觉障碍，视障儿童对周围环境难以形成清晰准确的认识，不能确定周围环境事物的情况、突然出现的人物或突发状况，容易产生恐惧和不安的情绪，这也会让他们习惯性依赖为他们提供方便和支持的家长、老师或同伴们。

2. 生活自理行为不明确

视觉障碍使得视障儿童难以通过观察来自然获取生活中各种日常活动的程序，这导致他们经常对生活中做些什么事是不明确的。如果家长没有告诉视障儿童并带他亲自实施过这些生活行为，对于低龄视障儿童来说，他很难知道自己应该做什么。如家长起床后进行洗漱，打开窗户通风之后整理床铺，普通儿童很容易观察到，多次以后就自然形成了他们在起床后对个人卫生和生活环境进行整理的认识，在家长进行指导时，孩子就很容易知道自己下一步要做什么。但对于视障儿童来说，如果不明确说明，他们可能感知到的就是家长离开了、家长又回来了、屋里面凉了等，却并不明确家长在做些什么，自然也难以对这些生活行为形成整体认识，影响到他们对时间安排、物品管理的认识。

3. 自理能力发展相对迟缓

儿童生活自理能力是以自身精细动作水平的发展为依托的（刘晶波，2015），视障儿童的动作发展较普通儿童迟缓，影响了他们生活自理能力的发展。另一方面，缺乏动手操作和练习机会也导致发展迟缓。对于许多家长而言，希望给孩子更多的"无微不至"的照顾，避免孩子在学会技能时受伤，以及避免孩子在技能学习时所带来的各种不便，这些使得视障儿童生活中缺乏动手操作和练习机会，对他们的自理能力发展产生影响。

4. 独立生活技能的学习和实施需要更长的时间

视障儿童学习生活自理技能的过程中，每一项生活技能需要被分解成小步骤，每个步骤都需要在训练者多次示范、引导和提示下孩子才能理解，然后再重复多次才能掌握这项技能。即使掌握了这项技能，视障儿童在生活中使用技能完成任务所花费的时间也会多于普通儿童。比如在整理衣物时，普通儿童通过视觉很容易观察到衣物的目前状态，做出如何整理衣物的规划然后实施。而视障儿童则首先需要触摸才能得知衣物的各部分所处的状态，然后再确定整理计划，再按照所学的技能来整理衣物，完成这个过程所需的时间远远超过普通儿童。因此，无论是技能学习方面还是实施过程中，视障儿童所需要的时间都比较长。

5. 容易受到外界因素的影响

由于缺乏对周围事物的观察和比较，视障儿童对自身的认识和评价受外界因素影响很大。如果周围成人经常表现出认为他什么也不能做、什么都需要他人帮助来做，他就容易形成过低的自我评价，导致即使自己能够独立进行的生活技能也做不好，不愿去努力和尝试。因此，在视障儿童独立生活技能的学习过程中，家庭成员对儿童的态度是非常重要的。家长对孩子的学习应抱有支持和鼓励的态度，放手让孩子去做，即使是孩子做得不够好或者是在学习中遇到挫折，也能采取适合的方法鼓励他们继续，而不要立刻替他们完成。

6. 受到其他技能发展的影响

视障儿童独立生活技能的发展与其他技能的发展具有紧密联系，如运动协调能力、精细动作、认知、语言、社会交往能力等。如完成进餐的活动，首先孩子需要具备上肢特别是手部肌肉的力量和稳定性，其次可以完成拿、捏这些精细动作以保证可以手持餐具，还需要手、眼的协调能力，能够取到自己想要的饭菜并放入口中。普通儿童吃饭时通过视觉就知道餐具摆放的位置，自己希望吃到哪些菜品，而视障儿童却需要通过触摸、品尝和询问才能获知这些信息。特别是在外出就餐时，有礼貌、有技巧地询问是最为重要的，可以避免引起同桌其他人的不适，这就需要语言和社会交往技能的协助。日常生活中的学习是儿童最好的自然的学习环境，在独立生活技能的学习中，有意识地将多方面的技能训练融入其中，将有利于促进多种技能的协同发展。

第三节
促进视障儿童独立生活技能的方法

　　促进视障儿童独立生活技能需要遵循尽早干预、安全性、计划性、趣味性、针对性、重复性的原则，在生活中训练，在真实场景中训练，在训练中注重促进儿童多种感官的综合运用。特别需要指出的是，训练过程中，家庭成员态度的一致性是非常重要的，即使在训练过程中有分歧，也不应在儿童的面前表露出来，避免对孩子的学习态度产生影响。

　　视障儿童独立生活技能学习的过程中，家长需要更多的耐心、克服更多的困难。在开始的时候，儿童的学习和独立操作往往会使活动的过程变得更为复杂，不但时间增多，还会带来家长眼中的许多"麻烦"。如在练习吃饭的时候，孩子可能把食物撒得到处都是，虽然孩子可能会"乐在其中"，但是家长需要耗费大量的时间来进行打扫和清理。即使这可能会让家长非常沮丧，家长也应该和孩子共同坚持下去，而不是用"喂饭"这样的方式来替代。

　　儿童的成长过程中需要稳定的、有安全感的环境，父母与儿童的情绪交流、情绪表露以及教育方式等可以对儿童的心理产生巨大的影响。因此，在安全有保证下的有序规律训练，家庭成员平和鼓励的态度、轻松积极的语言，这些都是视障儿童独立生活技能训练的良好基础。对于视障儿童的家长来说，将孩子训练中的失误和挫折看成是儿童学习过程中的普遍存在的自然现象，会让家长和孩子心理上更加轻松。

　　视障儿童参与家务活动，和家人一起进行一些力所能及的劳动，对于儿童来说，更像是在做一些游戏。不但能够增强他们的生活技能，还可以让他们体会到与家人密切合作所带来的乐趣，以及完成后取得的成就感。一开始进行一些简单的劳动，如进门时把换好的鞋放在鞋架上，和家长一起洗苹果。随着年龄的增长，他们可参与的劳动会更为复杂，如和家长一起准备饭菜、摆放碗筷等。家长也可以有意识地安排他们为其他家庭成员做一些事情，这样，孩子就不容易形成"以自我为中心"的性格。

知道生活中的常识和常用的礼仪规范是非常重要的。如养成儿童每天洗漱、搞好个人卫生的习惯；儿童饭前、便后和外出回来后要洗手的习惯；教给孩子正确的用餐方法和礼仪，当不知道自己的餐碗中的食物是什么的时候，不使用手直接触摸食物而是采用提问的方式来得到答案；告诉孩子一些烹调的基本知识，让他们知道鸡蛋需要放在水里煮或者是打开在油里炒熟，之后才是餐盘中的食物，因为长大后，他们也要独立为自己和家人准备饭菜；知道衣服要定时更换，并且需要根据颜色和质地、款式进行适当的搭配，根据天气变化和自己的感受要适当增减衣物，而不是被动接受家长的安排。

下面按生活技能的不同方面介绍一些促进视障儿童独立生活技能发展的基本方法，这些方法并不是唯一的，家长可以根据孩子的实际情况进行调整。

【个人卫生】

从我是个小婴儿开始，在帮我进行清洁的时候，用语言告诉我您在做什么，这样我就知道每天应该洗脸、洗手、清洁身体，也能够清楚自己身体的各部位的名称。

我们可以先从洗手开始练习，请为我准备一块不伤手的婴儿香皂，教给我怎样在手上涂抹香皂，双手搓出泡沫，用水清洗干净。

请为我准备一块小毛巾，放在洗手池边上我可以方便拿到的地方。和其他人的有一些区别，让我容易找到自己的小毛巾，比如在毛巾上缝一个可以触摸到的标识，让我认识它。

请您教给我洗脸应该从上向下一步步地清洁，告诉我应该重点关注那些容易留下脏东西的地方，如眼角、鼻下、口唇周围和耳后等。在小的时候拧毛巾对我来说会有些困难，因为我的力气不太够，所以您可以帮我一起来完成这个动作。

练习刷牙的第一步骤是练习吐水，开始时您可以让我触摸您的脸来体会怎么把水含在口中，鼓动腮帮来漱口，最后吐出去。刚开始练习的时候我可能会把漱口水咽下去，所以您可以帮我准备一些白开水当漱口水。当我学会吐水后，您可以用没有牙膏的小牙刷，将手放在我的手下面，带着我一起练习刷牙。当我学会上面两个技能时，再将我的牙刷上挤上牙膏来学习刷牙。请一定为我选择儿童专用牙膏，避免我不熟练的时候把牙膏吃下去造成伤害。

将牙膏挤到牙刷上是有难度的工作。请先教我如何将牙膏从牙膏管中挤出，开始我的力量不够，需要用双手来挤牙膏，所以需要您帮我拿着牙刷来完成。随着我逐渐熟练，才可以一手拿牙刷，另一手拿牙膏，挤出合适的长度，完成整个过程，这需要较长一段时间的练习才可能达到。

【餐饮】

请帮我将双手放在奶瓶上，如果我还很小，拿不动奶瓶，请您帮我一起，当我逐渐长大，您可以逐渐减少支持，最后让我独自完成。

请您帮我准备合适的餐具，餐具的底色应该是纯色的，根据食物的不同最好能选择不同颜色的餐具，让餐具和食物形成颜色上的反差。如吃青菜的时候选择白色的而不是绿色的餐具，吃米饭的时候选择红色、绿色等彩色的餐具。

如果我不能很好地扶住餐碗，您可以选择带有吸盘的小碗，帮助进行固定（图4-1），或者一些不怕摔的食品级塑料的小碗也是很好的选择（图4-2）。当我不能地很好地握住勺子、叉子或筷子时，您也可以选择儿童学习勺、叉和筷子来帮助我（图4-3、图4-4）。

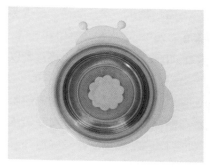

图4-1　带吸盘的碗

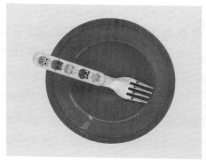

图4-2　塑料碗

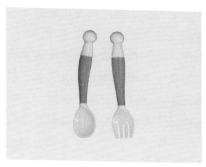

图4-3　塑料勺、叉

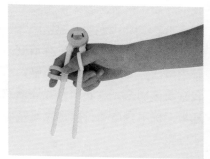

图4-4　练习筷子

　　当我稍大一些的时候，请帮我准备一个小杯子，让我练习用杯子而不是奶瓶喝水或其他饮品。

　　我喜欢和家里人一起吃饭，我的吃饭时间（包括每餐的进食时间、每次用餐基本持续时间）应该是有规律的，吃饭地点（饭桌的位置，座椅）和吃饭的餐具摆放的位置也应该是相对固定的。

【睡眠】

　　充足的睡眠时间对我来说非常重要，良好的睡眠有助于我的身体发育，特别是神经系统的发育。

形成睡眠规律，每天晚上在固定的时间洗漱后，我们就可以准备休息了。我喜欢家长陪我一起度过睡前时光，我们可以一起听个故事，聊聊天，讲一下今天发生的事情，听喜欢的音乐。但是睡前不宜让我过分兴奋喔。

如果我睡眠时间比同龄宝宝短很多，这可能是因为我的运动量不够导致的，在白天的时候让我多跑跑跳跳，进行户外运动，适当的运动让我的身体发育得更好，适当的疲劳也会让我更容易入睡，这样我才能和其他小朋友一样长得高大强壮。

【着装】

当我小的时候，您帮我穿衣服的时候，请告诉我每件衣物的名称和作用，着装时先穿哪类、再穿哪类。

请先教我如何分辨衣服正反面和前后面、衣服的各个部位，然后再练习穿衣服。所以开始的时候请尽量选择一些让我容易区分正反、前后的衣物，衣服也要相对宽松柔软、容易穿脱。

教我穿衣服的时候，请按照难易程度顺序进行。如先学习穿套头衫，然后再学习穿前面开口的衣服，再学习扣扣子和拉拉链。让我先通过一些玩具进行练习也是不错的选择，如图2-9、图2-10中的玩具。

请告诉我一些穿衣的基本规则，比如颜色搭配、款式搭配。让我知道有些颜色不宜搭配在一起，如红色和绿色，还有一些颜色是常规搭配不容易出错的，如上衣浅色而裤子是黑色的。这样即使我自己不能分辨颜色，但是当我长大后自己准备去购置衣服，也可以提出我的想法。您可以帮助我在衣服上做一些简单的标识，这样我就能区分衣服的颜色，找到我想要穿的颜色的衣服。

您还需要教给我，如何根据天气增减衣物，还有在特殊天气（如下雨、下雪）时的着装。

当我小的时候，请帮我准备搭扣而不是系鞋带的鞋子，这样我会比较容易地穿脱鞋子。

【如厕】

请教导我正确表达自己想要如厕的方法。

请帮我在卫生间中准备小马桶，当我可以坐盆的时候，让我独立大小便。

帮我养成固定的排便时间，比如每天早饭后，每次排便不宜时间过长，应控制在 5 分钟以内，不要在排便的时候玩耍，造成注意力分散。

请教给我如何在如厕后进行清理。

请教给我如何冲厕所，养成良好的习惯。

【物品管理】

请家里人和我一起规律地摆放物品，我的物品摆放在固定的位置上，方便我可以取到。

我的个人物品需要帮我做一些标记，让我能够轻松辨认。比如在毛巾上缝一个扣子、漱口杯上粘贴一个同样的扣子等。

当我大一点的时候，请教给我如何整理自己的物品，比如可以将玩具放在一个固定的箱子里，画册放在一起，结束每项活动时将物品物归原位。

【时间安排】

请您帮我形成规律的作息时间，正确安排每天学习、娱乐和休息的时间。有时因为我不能很好地感知天的明暗，可能会睡个懒觉，那么一定要在固定的时间点叫醒我，帮助我形成正确的生物钟，而不要晨昏颠倒。

帮助我安排好每天的时间，起床、早饭、锻炼、学习、游戏、午饭、午睡等，保持规律的生活。

请要求我在尽可能固定时长的时间里完成任务，这样可以提高我的生活效率。

明明的感知觉训练方案

在以上的原则和方法的指导下，针对本章内容中的明明小朋友，康复人员首先根据Oregon量表对其进行了评估，得到以下结果：

在进餐方面，明明处于2～3岁孩子的水平，能够在大人的抓握下用勺子吃饭，可以用手从面前盘子中取食物，但拒绝多数食物；在穿衣方面，主要处于3～4岁孩子的水平，能够自己穿鞋子和提上裤子，并扣上自己鞋子上的搭扣；在清洁方面，在大人的协助下可以打肥皂，用自己的小毛巾洗脸，但是不会拧干毛巾和进行整理；如厕后需要大人进行清理。

通过和家长的共同讨论，康复人员和明明家长共同制订了如下方案：

1. 帮助明明认识和尝试更多的食物

通过游戏活动的方式帮助明明认识更多食物。如在家中和爸爸妈妈一起制作水果沙拉，家长可以准备各种时令的水果，如苹果、香蕉、橘子、草莓等，先让明明触摸整个的水果，再闻一闻，然后家长再将水果切成小块，让明明舔一舔、尝一尝，包括制作水果沙拉的各种调料，如色拉酱、盐、糖，都可以让明明尝一下。从水果入手，再让孩子逐渐认识青菜、主食、肉类等食物。在孩子不反感的情况下逐渐扩展食物的种类，保证孩子的营养平衡。

2. 加强洗漱、进餐、着装和如厕等生活技能的综合培养

加强明明的各方面生活技能的综合培养是一个长期的过程，体现在日常生活的各个环节中，可以将每一个技能分成

一个个小步骤，让孩子分步骤进行学习。

在洗漱方面，在加强明明洗脸能力的基础上，逐渐培养明明独立漱口刷牙的习惯，刷牙的习惯不仅促进了口腔清洁，也能够加强口腔的训练，对语言发音有帮助，还可以锻炼孩子手的协调能力，可以说是一举多得。家长需要选择刷头小、刷毛软但刷柄相对硬一些的牙刷，挑选无氟牙膏，选择明明喜欢的味道。具体的训练过程可参考本章前面的内容。

在进餐方面，首先锻炼明明的用勺能力。选择大小合适、边缘不要太厚的勺子。开始时家长可以先教孩子正确的持勺姿势，然后是舀起食物，掌握勺子的水平状态，将勺子放入口中。此时要注意开始时可以在勺中主要放入固体食物，如明明喜欢吃的米饭或者是切块的水果等，待孩子掌握技巧后，再练习舀起液态食物，逐渐减少洒漏。出现食物的遗撒是正常的，过程中可以给孩子穿一件防水的容易清理的外套，随时对孩子进行鼓励。

在如厕技能培养时，明明已经能够正确表达自己的如厕需求，但是需要大人带他去洗手间，这需要配合孩子定向行走训练来进行（具体步骤可参照第五章内容）。如厕后的清理应选择柔软、吸水性好的厕纸，教给孩子折成合适厚度和大小进行擦拭，然后将使用过的厕纸扔入固定的厕纸筐里。

在着装技能培养时，首先帮助孩子学习分辨衣物的正反面和前后面，然后在家长的协助下穿脱套头衫和内裤、秋裤，如果有些衣物不太容易分辨，可以在衣服外面前方缝上一个小扣子，这样让孩子容易辨认。衣服的穿脱训练需要一段时间，需要家长和孩子的共同努力。还要注意训练时的室内温度，避免着凉。

通过这些训练，不仅可以提高孩子的生活技能，还能有效促进孩子的精细动作能力。

3. 物品规律摆放，认识环境，促进定向行走训练

家长需要适当调整家中的家具摆放，使整体环境更为开阔，并用防撞条将桌椅的尖角处进行包裹。将家中的各种物品进行规律摆放，特别是一些可移动的物品（如椅子、玩具盒），要尽量固定位置。

首先带明明认识家中的环境，在爸爸妈妈的陪伴下在室内练习行走。然后将常用物品的固定摆放位置告诉明明，孩子日常要用的东西一定要摆放在明明伸手可以拿到的高度。

在日常生活中，可以有意识地让孩子参与家务劳动，比如帮家长拿一些小东西，把自己的玩具放回原位等，在这些日常活动中促进孩子的定向行走能力，具体的训练方式可以参考第五章中定向行走能力训练的内容。家长要多带孩子走出家庭，在大人的带领下练习上下楼梯等活动，熟悉外界环境，并加强和其他人的交往。

在方案执行过程中，应特别关注明明的心理特点。明明是一个比较敏感和内向的孩子，因此，注重各种训练的趣味性，避免孩子出现厌烦和抵触心理是非常重要的。

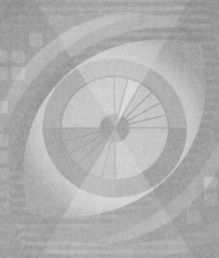

第五章

视障儿童
定向行走技能的发展与促进

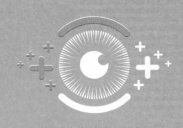

定向，是指一个人使用剩余的知觉，理解自己在环境中的位置，确定自己与周围环境的空间关系；行走，是从一个地方移动到另一个地方的过程。因此，定向行走是指个体了解自身在环境中位置，并能从起始点到达目的地，且合乎安全、有效、独立、自然四项标准的过程。定向行走是视障儿童非常重要的技能，也是他们今后能够独立走向社会的基本条件。

第一节
案例分析

果果，女，两岁半，先天性黑朦症。

果果的家长在她六个半月发现孩子的视力有问题，目前孩子双眼仅有微弱视力，伴有畏光、眼球震颤等问题，认字卡片要贴很近才能看到。

果果各项粗大运动发育的时间均落后于同龄儿童，十七个月时果果学会行走，但只有在熟悉的室内环境时才肯迈步；室外独立行走的能力很差，几乎不敢独立行走。目前她腿部肌力不足，肌张力略高；同时对器具类的运动或锻炼比较抵触，比如秋千、摇摇车、海洋球等其他孩子喜欢的玩具果果都不感兴趣，也不愿意尝试。她也不喜欢陌生的嘈杂环境，比如到了不熟悉的广场、游乐场时，总吵着要回家。

这些情况让家长十分困惑，按理说这个年龄的孩子都会非常喜欢玩秋千、摇摇车等玩具，喜欢热闹的地方，但是为什么果果却不愿意呢？

通过和家长的沟通，我们发现果果这些情况的产生都是有原因的。开始家长在发现孩子视力问题的初期一直抱有希望，就是医疗总有突破的那一天，只要等到那一天，孩子就什么都能学会，就会和普通孩子一样。这种误区让家长在教育孩子的路上越走越慢，有时候关注医学发展比关注孩子成长更多。客观上造成孩子十七个月才会行走，不敢在室外行走、不喜欢陌生环境、胆小等状况。当家长意识到孩子的能力培养非常重要后，又有些着急，在教育时采取的方法又有些激进。如把果果不敢在室外行走归咎于她胆小，练习时有时会采用强迫的手段，不懂得科学引导，可能适得其反，反而给孩子造成了心理障碍。

那么针对果果这种情况，又该采用什么方式方法呢？

训练方案见本章第三节，请您了解相应的内容与康复原则方法后，对照进行思考应用。

第二节
视障儿童定向行走技能发展的内容和特点

定向行走过程中，视觉是使个体安全、有效、独立、自然行走的基本条件。那么对于视觉缺失或受限的视障儿童而言，相较于普通儿童，他们的定向行走无疑存在着相当大的困难。但是掌握定向行走技能又是保障他们最大限度地独立活动，探索、认识并享受世界的重要能力，同样也是他们的基本需求和权力，是需要被特别重视的。

0～6岁视障儿童的定向行走技能主要指前定向行走技能（pre-orientation and mobility skills），即为真正掌握定向行走技能所需的准备技能。前定向行走技能往往与视障儿童方位概念的形成、感知觉发展水平及动作发展水平等有紧密的联系，包括身体的感知、空间感知、方向感知、安全和行走等。

早期定向行走支持对于帮助家庭和视障儿童都是非常关键的。家长要通过学习，指导儿童在家进行必要的定向行走技能训练。早期定向行走更加注重生活化、游戏化，强调在日常生活中对视障儿童进行定向行走训练，训练的内容与成人定向行走存在较大的不同，儿童阶段更加注重感知觉、运动技能、概念发展等方面的训练，正式的定向行走技能，如手杖使用技巧、独行技巧等领域则并不是重点。

视障儿童由于其视觉缺陷，在定向和行走两方面均表现出较大的困难，但经过早期的干预训练，一些困难是可以克服的。具体来说视障儿童前定向行走技能发展主要包括以下一些内容。

一、概念的发展

定向行走，特别是定向能力需要自身形体意识、动作、方位、环境等多方面的概念，儿童如果不能正确掌握这些与之相关的基本概念，就很难做到准确地定向和安全地行走。

研究表明，视障儿童概念的形成和掌握与明眼儿童存在明显差距。视障儿童在认识事物过程中因缺少视觉的参与，严重影响了正确概念的形成。因此，要想儿童掌握定向行走技能，则必须帮助他们掌握许多基本概念。与定向行走有密切关系的基本概念有三个方面：形体概念、方位概念、生活概念。

1. 形体概念

形体概念主要是指儿童应首先建立对自己身体的认识，以自己为中心去确定自身与周围环境中事物的相对位置和方向，并能将这个参照系统转移到周围的人和物，理解在空间移动时自身和环境中的事物间的相对关系等。自身形体概念的形成很重要，是学习其他概念和定向行走的基础。形体概念包括了形体部位的辨识、形体器官的位置和功能、形体动作的概念等三方面。

形体部位由头颈部、躯干和四肢三大部分所构成，在这三大主要形体部位中，还包含了多种较大的或较小的、简单的或复杂的形体部位，例如头颈部又包含脑颅部、面颅部、颈部、项部，面部又分布有眼、鼻、口等五官；躯干包括胸部、腹部、背部，背部又可分为上背部、腰背部等；四肢包括上肢、下肢，上肢还包括肩部、肘部、腕部、指部，下肢包括髋部、膝部、踝部等，也可以使用我们日常常用的词语如胳膊、手、大腿、小腿、脚等。

在认识自身形体器官的位置和功能时，可采用游戏活动的方式，应从一些简单的名称开始，再随着视障儿童知识扩展而逐渐增加一些新的部位名称。在认识的过程中，家长可以将这些器官的主要功能告诉儿童，比如口是用来吃东西的、脚是支撑我们身体行走的等。可以采用游戏的方法来进行，比如指五官游戏，家长说"闻味道"的，孩子就指向自己的鼻子，同时大声说出"鼻子"，让孩子将部位-名称-功能有机地统一起来。

形体动作概念的认识对于今后儿童正确完成各种运动有着重要的作用，比如在行走时，理解并能够正确实施抬腿、屈膝、迈步等动作是练习的基础。同样，家长可以采用游戏的方法，在轻松的环境中让孩子掌握动作概念。

2. 方位概念

人在感知物体与自己的关系时，总是以自身为中心来确定物体的空间方向和位置进行表述，这种以自我为中心表述使用的概念即为方位概念。掌握方位概念对于视障儿童的定向行走来说十分重要，它能帮助视障儿童迅速地认识周围的环境，准确地判断自身在环境中的位置，判断四周事物的位置及其与自身的关系，从而确定行走的方向。

较为常用的方位概念有：前、后、左、右，上、中、下，前面、后面、左边、右边，在……上面、在……下面，……之上、……之下，底部、顶部，内、外，在……里面、在……外面，高、低，远、近，中间、周围，这里、那里、旁边等。家长可以在日常生活中逐渐让视障儿童掌握一些最常用的方位的概念，之后再逐步加入新的复杂的概念。

3. 生活概念

日常生活中，我们会通过已有的经验以及与周围事物的互动，从而获得更多生活常识和对生活环境的认知，这些都统称为生活概念。

生活概念包括一些位置、形状、材料、度量等常用概念；常用生活用品的概念；室内和室外环境中的建筑和设施等概念；交通工具和交通常识等概念。这些概念与定向行走有直接关系。因此，当视障儿童在探索新知识和认识新环境时，家长应及时运用语言描述，并给予孩子足够的时间，让他去触摸和感知，将实物与物体名字联系起来，并且尽可能让他在各种不同的环境中体验同一类物体可能呈现的不同形态，例如课桌、书桌、餐桌、办公桌等都是桌子，但形态有所不同，帮助他们建立关于桌子的基本概念。

二、感觉能力促进

在第三章中我们着重讲述了儿童感知觉的发展与促进。不论是剩余视力、听觉、触觉还是嗅觉的训练，都对定向行走的能力有着非常重要的意义。例如，个体通过听觉可以了解诸如各种汽车、飞机、作业机械、不同人的说话声、各类门开启的声音、鸟的叫声、狗猫的叫声、风吹动树叶的唰唰声等，这些为视障儿童认识事物并了解物体的性质、位置、距离提供了可能；利用声音的反射原理即回声来判断障碍物，在视障人群中有着广泛的运用；利用嗅觉辨别气味不仅是概念的学习，积累嗅觉经验还对定向和行走有着重要的意义，是帮助儿童了解环境进行定向定位的重要渠道之一。

定向行走中的感觉运动能力除了上述感知觉能力以外，还包括浅感觉、深感觉和平衡觉。

浅感觉是指皮肤与黏膜的痛、温、触、压等感觉。皮肤刺激的三个最重要的特性是触压觉、温度觉和痛觉。触压觉与本体感觉、平衡感觉、嗅觉协调工作，在一定程度上补偿和代替了视觉途径，视障儿童很多知识、概念的获得都离不开触压觉；温度觉帮助儿童在运动行走中判断事物及环境信息，如通过阳光照射的方向感受到温暖，从而判定方向；痛觉可为视障儿童提供机体的安全应激反应，是一种对周围环境的保护性适应方式，在一定程度上促进了他们安全意识的建立，增加了视障儿童行走的安全性。

深感觉又称本体感觉，是指肌肉、肌腱、关节等结构在运动或静止的不同状态时产生的感觉，包括位置觉、运动觉和震动觉。平衡觉是由于人体位置、重力、方向发生的变化刺激前庭感受器而产生的感觉。维持人体的各种姿势是个体定向行走的基础，而维持人体各种姿势是靠位于人体肌肉、肌腱、关节的本体感受器和位于内耳的前庭感受器感受的信息不断回传大脑，在大脑整合分析后传出神经冲动控制相应肌群。因此，平衡觉和本体觉无论是在坐、站、行走、奔跑以及游戏中对儿童都是尤为重要的。

促进儿童的浅感觉和深感觉的各种训练可以结合运动训练和感知觉训练，在游戏活动中进行干预。

三、运动能力促进

发展儿童的运动能力一定要遵循其身体发展规律，在儿童生理发育的各个关键阶段给予必要的干预，以促进其相应运动能力的正常发展。另外应注意遵从儿童的天性，一切干预训练都要尽量在游戏和活动中进行。

与儿童定向行走息息相关的运动能力主要涉及粗大动作的发展，如抬头、坐、翻身、爬、站、走、跑、跳等。在本书第二章中，编者专门对视障儿童粗大动作发展的内容和方法进行了阐述，在此不再赘述。

第三节
促进视障儿童定向行走技能发展的方法

一、基本原则

1. 从当下开始，及早进行训练

定向行走训练应该尽早介入。有的家长认为"孩子还小，平时都有家长带着，没有必要进行定向行走训练，长大后进入小学再学习也不晚"，这种观念实际已经错失了孩子学习的关键期。孩子尽早接触定向行走的训练、了解基本的技巧、认识盲杖，就会以一种自然的方式认可自己应独立行走，使用盲杖，养成主动探索环境的习惯。

2. 家庭是主要的训练场所，家人是主要训练者

儿童最早接触的是家人，家庭环境对儿童的发展起关键作用。父母是儿童的第一任教师，要想提升儿童的定向行走技能，父母也需要接受定向行走的培训。不同儿童家庭对于视障儿童早期定向行走训练的看法不一致，但大量事实证明，那些在家庭和父母的共同努力下得到早期干预训练的孩子未来独立性和运动能力发展状况更为乐观。此外，家人要充分利用日常生活场景进行随机训练，使孩子掌握的一些技巧直接与其日常生活需求紧密结合起来。

3. 以游戏活动形式开展定向行走训练，增强趣味性

游戏是学前阶段儿童活动的主要形式，定向行走训练也应多以游戏活动的形式开展，避免单纯训练的枯燥性。家长和训练者要根据具体训练任务来确定或开发适合孩子的游戏种类；以孩子身心发展水平为依据，确定游戏难度。

4. 充分利用多种感官获取环境信息

视障儿童除利用剩余视力外，还可以充分利用他们的听觉、触觉、动觉、嗅觉等途径认识世界。所以家长和训练者要注意充分培养和发挥孩子的视觉、听觉、触觉功能，帮助孩子尽可能多地利用多种感官获取环境中的信息。

5. 以综合、客观的评估结果为训练前提

定向行走能力往往与多种因素有关，包括儿童本身的感知运动和认知能力、儿童定向行走环境特点及定向行走活动的复杂程度等。要对儿童开展有针对性的训练，必须要在儿童生活的日常环境中对其定向行走能力进行评估。家长应在专业的定向行走评估者的指导和建议下，学会从日常生活中观察孩子的能力和不足，既为专业评估提供更多信息，也便于自身掌握一定的家庭评估和训练的技巧。

6. 鼓励探索、积极评价

儿童早期对环境的认识和经验主要靠自身与环境中事物的互动获得，而这种互动就是孩子主动探索环境的结果。相比普通儿童来说，视障儿童由于视觉的缺陷，较少受视觉的刺激来激发其探索环境的主动性。因此，家长应尽量提供丰富的视觉、听觉、触觉等刺激，鼓励孩子探索所处的环境。不论孩子出现进步还是错误，都应该尽量采用积极的评价，鼓励孩子继续尝试。家长应避免由于怕孩子受伤而过度保护和限制孩子的活动；当然在鼓励孩子探索时也要注意排除环境中的不安全因素，尽量避免意外伤害。

二、定向行走技巧的训练

0～6岁视障儿童前定向行走技能主要包括独立行走、基本定向技巧和使用适宜辅具行走的技巧。基于该年龄段孩子的身体和认知发育

基本特点，家长可采用以下一些策略。

爸爸妈妈给我买玩具时，最好是颜色鲜艳但不繁杂，同时又可以发出声音，由不同材质制作的不同形状的玩具，这样你们可以陪我玩"听声音找玩具"的游戏，帮我练习听觉定向的能力；还可以陪我玩"找不同"的游戏，帮我锻炼触觉辨别的能力。

我喜欢跟爸爸妈妈做游戏，特别是帮助我建立空间、方位概念的游戏，例如学唱认识自己身体的游戏和儿歌等，还可以利用玩具如洋娃娃告诉我身体的各个部位，和我自己身体的部位建立起概念联系。

爸爸妈妈递给我东西时，请确切地告诉我这件东西在我身体的那个方向，比如跟我说："东西在宝宝的右手边"，而不是说"东西在这儿或那儿"。让我尽早学会以自己为参照定向，这对我而言非常重要。

如果你想给我指方向，那么请跟我确切地说往左转或往右转，向前走或向后转，而不是说"往这边或往那边走"。明确的方位词是帮助我定向的重要工具。

等我大一点了，爸爸妈妈还可以教给我时钟的概念，什么是时钟的三点位、九点位位置，等我掌握以后，就可以更加准确地辨别物体的方向。

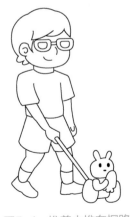

图5-1 推着小推车探路

我喜欢在家里探索，不过在我独自探索前，请爸爸妈妈尽量帮我清理一下活动空间，避免危险物品对我造成伤害；我还需要爸爸妈妈在我探索的过程中，仔细给我讲讲我碰触到的物品是什么，我所在的位置是哪儿。

我也喜欢去户外玩儿，在我还小的时候，请爸爸妈妈给我准备一个小推车，这样我既可以扶着蹒跚学步，也可以让小推车替我探探前方的道路是否有危险（图5-1）。等我能走得很稳当的时候，爸爸妈妈可以给我准备一根短的盲杖替代小推车，让我尽早持杖行走。

当我外出的时候，您可以帮我准备一顶带较硬帽檐的帽子，如漂亮的小棒球帽，这样它可以帮助我提前感知到前面的硬物，避免碰伤我的额头。

不过我可能一开始不喜欢拿着这根"棍子"走路，但请爸爸妈妈在原谅我的任性的同时，仍然要坚持让我使用，养成使用它的习惯。

在我开始学习使用小盲杖行走时，我需要专业的叔叔阿姨教我使用的方法。这个时候爸爸妈妈也要在一旁学习哦，因为叔叔阿姨给我上课的时间短，其余时间我需要你们的帮助！

在爸爸妈妈教我的时候，不要只是口头上讲解，还可以手把手地教我。当我对新的物品有恐惧时，您可以采取手下手（即您的手在我的手下面）的方法带着我渐渐适应，减少恐惧；当我操作动作不到位时，你还可以用手上手（即您的手在我的手上面）的姿势，握着我的手带我感受抓握盲杖、摆动盲杖的技巧。

如果我还没完全掌握如何使用盲杖，或某些场所不方便使用盲杖，我还应该学习一些独立行走时的上身保护法和下身保护方法，以及一些行走的技巧，如沿物行走（图5-2）、垂直定位、寻找掉落的物体时采用上身保护法垂直下蹲（图5-3）等。

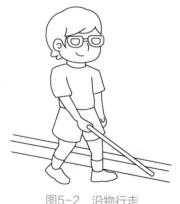
图5-2　沿物行走

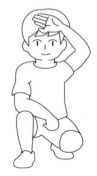
图5-3　寻找掉落的物体

我对我身边的所有事物都充满好奇，我希望了解路过的每条街道都有什么，也希望知道我所听到的声音、闻到的气味都来自于哪里？例如嘈杂的菜市场、香气四溢的蛋糕店、有点臭臭的公共厕所……因此，请你及时告诉我周围的信息，在我总问不完的问题时多给我一点耐心和信心。

尽管我可能已经掌握了好多独立行走的技巧，但是有时候可能还是会遇到困难，那我应该怎样向周围的人求助呢？请您鼓励我，也教给我怎么样求助。

那么多定向行走的技巧，我学起来是要花好长时间的，我更希望从简到难，循序渐进，让我能够体验成功；但是失败的时候我也会伤心，请你多给我鼓励和积极的评价，帮我重建信心。

⊙ 示例

果果的定向行走训练方案

在以上的原则和方法的指导下，针对本章第一节内容中的果果小朋友，我们可以将训练重点放在改变家长观念、培养孩子的自信以及在陌生的室内和室外定向行走的基本技能方面。接下来我们将分享案例中果果爸爸妈妈通过自身的学习帮助孩子提高定向行走技能的经验。

做家长的要学习、要改变，要掌握科学的、适合果果特定需要的训练方法。因为果果在熟悉的室内行走还可以，所以我们将训练重点放在陌生的室内、室外定向行走方面，具体计划如下。

① 训练的时候尽量选择安静的环境。当来到一个陌生的环境中时，不要急于让孩子自行探索，可以先抱着她，用一些她喜欢的玩具，比如带音乐的娃娃，等她放松的时候再

将她放在地上，切忌逼迫的暴力手段。

②初期带她行走的时候家长要注意观察周围环境，不要让她有踩空或者碰撞东西的情况，行走速度尽量平缓一点，增强她的安全感，减少危险体验。

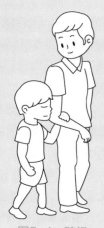

图5-4　随行

③开始时可以牵着孩子的手多增加室外不同路面行走的体验，如柏油路、塑胶跑道、鹅卵石小路、草地等，慢慢要过渡到让孩子抓住大人的手跟着走（图5-4），而不是牵着她走，这点非常重要。再逐渐过渡到借用手推车、盲杖等辅助工具，逐渐锻炼她的独立行走能力。

④对于果果怕光的情况，在室外训练时要尽量选择没有强烈阳光直晒的场地，或者让孩子戴遮阳帽，减少果果眼部不适，真正体会孩子的感受，避免孩子对训练产生抵触心理。

⑤治疗方面不放弃，定期复查，及时了解医疗进展，适配眼镜或能够做低视力康复训练的，一定要积极争取尝试（经了解，果果准备去北京复查、配镜）。

⑥此外，果果大运动方面不太主动，比如去游乐场，对儿童玩具都不感兴趣，感到害怕，下一阶段也要慢慢引导、尝试，增加运动量。

以下是果果妈妈进行训练的心得体会。

果果定向行走训练第二周有了明显的进步，这真的让全家人感到兴奋。因为孩子畏光严重，在老师们的指导下，我们尽量选择傍晚以后出去训练，或选择戴遮光镜。

参考其他家长的训练心得，我们为孩子买了一个儿童推车玩具，并利用角色扮演的游戏做了很好的铺垫，孩子比较乐意接受故事情节的模拟。我们是这样做的，让孩子告诉家里的玩偶和娃娃们，在家要听话，谁表现最好，果果放学之后就带谁出去玩。玩具推车买回来当天，利用这种游戏果果就很有兴趣地自己在室外推着走了，这是最大的突破。在这之前根本不敢一个人在室外独立行走，她对这个推车饶有兴致，在我们的辅助下自己推着走也不害怕了，遇到台阶可以自己慢慢上下，遇到上下坡也可以自己推着走。在第二周内，果果竟然能在较平坦的路面独立行走3米以上，很好地克服了室外行走的恐惧和排斥感。虽然方向感还不太好，但如果我们适时引导，她都能及时避让、调整方向。此外小推车有点轻，不太容易掌控，感觉平衡感不是太好。

　　下一周希望利用假期能多带她去些没去过的室外场所，增加她行走的体验和乐趣，但我们也很怕这种新鲜感过去后能不能很好地维持，对这种器具会不会让她形成过度依赖也存在些许担忧，辅助小推车走路训练到什么程度后需要过渡到下一阶段、什么时候过渡到独立行走，也需要老师们的专业指导。

　　在体能运动方面，本周着重锻炼果果的腿部和腰部力量，主要是运动游戏，包括如下一些。

　　深蹲：我们和果果面对面做蹲起，一起数数，果果很有兴趣，一次10个左右。

　　腰部锻炼：平躺在床上，腿撑起来，按住她的脚，让她抬起屁股和背部，每次坚持停留2～3秒，每次5个左右。

　　仰卧起坐：这个是果果以前就特别喜欢的游戏，做的不是规范性的，我们握住果果的双手，拉她起来，每次10个左右。

　　果果对盲杖还是不太适应，可能需要再稍微大一点时再慢慢引导她使用，现在经常会让她拿着在室内玩，多多熟悉。

　　在训练的过程中，我发现及时找到孩子的兴趣点很重要，训练不能仅仅是枯燥的目标和任务，虽然这项技术是孩子以后最重要的生存的技能，但对于儿童来讲，游戏是她的天性，一定要让她在游戏中充满兴趣地主动吸收、消化这些技能，这条路才不会变得漫长和辛苦。

在定向行走训练方面，我们家长最大的感触是贵在坚持，效果才会更好。在训练的过程中，有一段时间爸爸出差，妈妈工作较忙，果果的行走能力出现了较大的退步。因此，在这里建议各位视障家长，一定要把握住孩子生长发育的关键时机，尽早开展训练，为孩子迈好关键的一步打好坚实的基础。为了孩子的未来，这条路没有捷径可走。

科学定向行走一小步，帮助孩子迈出人生独立的一大步！

（致谢辽宁本溪果果妈妈）

第六章

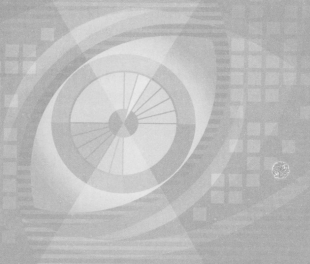

视障儿童
社会交往技能的发展与促进

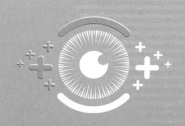

社会交往在儿童的成长中是十分重要的，在社会交往中，儿童从自然人成为社会人，逐渐融入社会。"帮助孩子形成积极的社会交往并在这种社会交往过程中掌握建立、维持和妥善处理人际交往的能力，不仅有利于儿童发展社会性行为，而且对儿童心理的发展将产生巨大的影响"（张力行，2008）。对于视障儿童来说，社会交往能力尤为重要，具备较强社会交往能力的视障儿童能够顺利地与同龄儿童交往，分享和相互合作，不但能够促进他们智力与心理的发展，也有利于他们在成年后形成良好的人际关系，适应社会生活，从而真正地融入社会。在社会交往能力的培养过程中，我们还强调儿童职业意识的培养，培养视障儿童对社会上各种职业的认识和理解，为其今后的人生发展提供支持。

第一节
案例分析

豆豆，2岁7个月，全盲，男生。

豆豆的妈妈希望和他一起参加一些早教课程，帮他适应集体的氛围，为了今后上幼儿园和外出做好准备。但是参加课程后，豆豆妈妈发现他非常不适应集体活动的氛围，遇到活动中有大一些的声音如放音乐的时候，他会立即捂住耳朵。当老师和其他小朋友和他打招呼时，他不仅不回应还会害怕地往妈妈怀里躲藏。当老师安排他和其他小朋友一起做活动时，他非常不愿意，一定要拉着妈妈的手，如果妈妈坚持放手，他就大叫。几次之后，妈妈只要和他说去上课，他就哭泣或坐在地上，拒绝去参加早教课程。

针对豆豆的这些问题，我们有一些疑问。豆豆是否不喜欢和小朋友交往？豆豆是否不喜欢听音乐？豆豆是不是不喜欢做游戏？但是爸爸妈妈告诉我们并不是这样的。豆豆在家里时，他和来访的小姐姐玩得很好。在家里时，他经常要求妈妈放音乐给他听，还会进行模仿，他也喜欢和爸爸妈妈一起唱儿歌、做游戏。那么为什么豆豆一到早教中心就出现了上述问题呢？他为什么不愿意上早教课呢？

通过与爸爸妈妈的沟通，我们分析认为，豆豆的抗拒行为主要因为他对陌生的环境和人的适应能力比较弱，早教中心里许多陌生的人和不熟悉的环境让他感到不安全。

豆豆同龄的孩子往往喜欢小朋友多、比较热闹的地方，但是豆豆为什么不喜欢呢？这和豆豆的家庭环境有着密切关系。

豆豆的父母均为普通公务人员，孩子日常由姥姥在家照顾，家里人对孩子非常关心，但是由于家庭中从未有过视力障碍的孩子，所以对孩子如何培养也非常困惑。因为怕豆豆在生活中受伤，家长特别是姥姥对孩子照顾得无微不至，这造成孩子的生活自理能力比较弱，对家长的依赖性很强。孩子日常生活中的基本需求如饿、渴以及上厕所等，往往在提出之前家长就已经进行了解决，吃的喝的也都被喂在嘴边。因此孩子平时不太爱说话，比较喜欢在自己的位置上摆弄玩具和听儿歌，没有人带领时不愿意四处走动。由于姥姥年龄较大，上下楼不太方便，因此带孩子外出的机会不是太多。加上担心孩子到外面会受到嘲笑和欺负，姥姥也很少带豆豆去公园玩。平时家里来玩的小朋友很少，孩子没有特别熟悉的小伙伴，缺乏与除家人以外的其他成人和同龄伙伴交往的经验。这些原因就造成了豆豆社会交往活动少，沟通能力弱。在孩子幼小的心里对外界环境有一定的恐惧，当来到嘈杂人多的早教中心后，孩子就会产生比较强的抗拒心理。

针对豆豆这样的情况，应该怎么办呢？

训练方案见本章第三节，请您了解相应的内容与康复原则方法后，对照进行思考应用。

第二节
视障儿童社会交往技能发展的内容和特点

视障儿童的社会交往技能的培养对于他们的身心发展和顺利融入社会具有重要的意义。在培养过程中，成人特别是家长的指导、管理、示范教育起着重要的引导作用，交往中同伴的认同对儿童具有鼓励和支持作用，因此在培养过程中，应多方协调形成合力，才能达到理想的效果。

一、视障儿童社会交往技能发展的内容

社会交往技能是妥善处理组织内外关系的能力，包括与周围环境建立广泛联系和对外界信息的吸收、转化能力，以及正确处理周围关系的能力，是社会关系的重要组成部分。

日常的环境中，视障儿童如果具有较强的社会交往能力，可以使他们与普通儿童交往的机会增多，不仅有利于视障儿童各种社会技能的发展，也决定了他们适应社会、融入社会的程度，以及动作、认知、心理等各方面的发展，从而形成良性的循环体系，促使他们各方面能力的发展。

视障儿童的社会交往技能需要正确的、积极主动的培养，否则可能因为自身存在的障碍受到限制，形成其与普通儿童社会交往技能的差距。社会交往能力可以分为社交认知、社会性注意、非言语社交、社交礼仪、合作分享与协调、社会关系六项（何侃，2015）。具体包括如下内容。

1. 语言以及非语言沟通能力的培养

语言沟通是日常生活中最常用的沟通方式，通常大家会认为视障儿童的语言表达没有障碍。但是不可忽略的是，如果语言沟通脱离活动的本身，往往是没有意义的。视障儿童由于无法观察到别人谈论的对象主体，所以对其他人说的话可能理解不清。对于以"模仿"为主要学习方式的低龄视障儿童来说，会无意识重复别人的话语，如家里人常说的话，或在没有确切表达对象的状况下经常问"你是谁""你在干什么""为什么"等，这反映他们当时是处于茫然的状态下，这种言语沟通实际上是无效的。这种"喜欢说话""喜欢表达"并不是恰当有效的语言表达。

非语言沟通与交往的方式包括无声的动姿（如点头、姿势转换、面部表情的改变、手势、拥抱等）、无声的静姿（如静止无声的体态和人与人之间的空间距离）、副语言（包括声音的音调、音量、节奏、转音变调、停顿、沉默等），这些方面往往是视障儿童容易忽略的部分。低龄视障儿童由于观察不到成人的表情，缺乏这个方面的学习，很难将自己的各种情绪用表情自如地表达出来，在他人看来就显得有些呆板，在小朋友眼里就会有些"不讨人喜欢"。

2. 社会规则和社交礼仪的培养

社会规则和社交礼仪是大家约定俗成形成并共同执行的，是在这个社会生存必须遵从的习惯、方法和大多数人认同的规矩。普通儿童对社会规则和社交礼仪的掌握往往来源于自身对身边成人、同伴行为的观察，相互之间的沟通交流以及家长"言传身教"的教育。视障儿童一方面信息来源主渠道与普通儿童有所不同，另一方面也受到交往范围、形式以及家长的教育理念和教养方式等方面的影响，他们容易忽略一些社会规则和社交礼仪。

如在把握人与人之间的距离方面，美国人类学家爱德华·霍尔认为亲密距离（0～0.45m）一般是亲人、非常熟悉的朋友以及伴侣才会采用的距离，其他人在交往中如果采用了这个距离往往容易造成他人的不安。因此，保证个体之间的适当距离是现实社会中普遍遵循的社交礼仪。视障儿童由于希望更清楚地看到他人，或需要使用触摸的方式来感知他人，往往会不由自主地与人拉近距离或碰触他人，这有可能引起他人的不适。

还有一些社会礼仪也可能是视障儿童所忽视的，如来到一个陌生的环境中，明眼儿童会先用视觉来观察周围环境，但是视障儿童可能就要用触摸的方式来观察，这种"动手"的行为可能会让他人感觉不礼貌。

3. 合作和分享意识的培养

对于多数儿童来说，学习愉快地分享都是需要一定时间的。成人常常能够看到在游戏中，孩子们因为分享游戏的材料和工具而产生冲突。而对于难以清晰观察的视障儿童来说，物体从手中离开就代表着消失，将手中的物体分享给其他人无疑是难以接受的情感体验。作为成人，我们可以很容易理解，分享往往是群体合作的基础，但对于低龄儿童来说，理解这一交往规则还需要长期引导。

合作意味着要认识更多的同伴，并和他们友好相处。低龄儿童在一起的时候可能发生各种问题，如相互的不理解、无意地碰撞、小冲突等，这些问题都有可能使视障儿童产生困惑甚至恐惧。但是，可以肯定的是，视障儿童如果具备较强的合作能力，在群体中获取到同伴的协助，将对他们今后自如地融入社会起到良好支持。因此，积极引导视障儿童形成良好的合作能力将对他们的发展起到重要作用。

4. 积极探索周围环境能力的培养

出于自我保护的心理，对于外界的环境，视障儿童往往较少有主动探索周围环境的愿望，有时候我们会感到他们与同龄孩子相比过于"安静"，常常喜欢独自待在自己的位置上玩或者"发呆"。实际上，由于在陌生的环境中，周围有什么，将会遇到什么人，发生什么事，这些都是无法预知的，即使是成人，我们也会自然"心怀恐惧"。对于低龄视障儿童来说，离开自己熟悉的安全的小环境，主动走向"未知"的环境，这需要非常大的勇气。因此，通过带领、鼓励等方法，循序渐进，让孩子从身边环境开始，逐渐走出家门，对周围环境消除"恐惧"心理，产生探索的兴趣，才能进一步培养各种环境探索的技能，帮助他们逐步建立自我探索周围环境的能力。

5. 职业角色的认识和探索

职业意识教育是一个动态的不断变化的过程，它存在于人生的各个阶段当中。其中，儿童期是实施职业意识教育的启蒙期和关键期，对其今后的成长和发展会产生重要影响（王声平，2010）。视障儿童也是一样的。有的家长认为"按摩""钢琴调律""唱歌""演奏乐器"是目前视障群体较多从事的职业，于是从小就和孩子说以后长大了要好好学习，将来考上大学，从事这些职业，其实这是非常不好的。

随着社会的发展、科技的进步，视障儿童在将来可从事的职业也会越来越多，如口语翻译、传媒、IT等，过早局限儿童的职业，会对孩子今后的发展产生不良的影响。相反，在儿童时期，启发他们对职业世界的好奇心，了解更多感兴趣的工作，有意识地引导他们与社会上从事不同职业的人多交流、多接触，尽可能多地让孩子了解不同职业的特点和社会角色。"培养他们正确的劳动观念和态度以及初步的职业意识和自我意识，让儿童知道每个人都有自己的个性、兴趣、特长，这些因素影响着他在职业上的选择和发挥。"（叶亚玲，2006）从而为他们今后的职业选择提供更多的机会，让他们能够选择与自己的兴趣和特点相符的职业。

3～6岁是开展儿童职业意识教育的启蒙期，这一阶段的职业意识教育对他们今后的成长和发展会产生重要影响。我们可以通过游戏的方式对他们的职业意识进行培养，通过游戏中的角色扮演，让孩子当小老师、小法官、小厨师、小消防队员等，不但可以让孩子了解职业特点，而且适宜的动手、动脑锻炼，还有利于培养他们动手能力，利于视障幼儿的身体协调性发展，并提高他们对自身各部分能力的认知。

6. 良好稳定的心理状态的养成

低龄视障儿童通常较普通儿童更为敏感，他们对家长和关心、爱护他们的人有较强的依赖和占有心理，而与不熟悉的人交往时则容易表现为退缩、无措甚至抗拒。由于现阶段我国社会对视障儿童的认识和政策支持还不够完善，导致他们在社区交往、出行、求医、求学、康复等方面遇到许多不可避免的困难。这也可能影响到家庭成员和视障儿童的心理，容易产生失望、悲伤、自责、逃避等负面的心理情绪特征。因此，家长首先应关注自己的情绪，避免时常表现出低落、受伤、急躁等；其次在孩子活动中应关注他们的心理变化，避免他们产生不被信任和爱护的心理感受。如在游戏中受到挫折或被伙伴拒绝加入的时候，可以帮助孩子选择一些恰当的策略，如先积极取得其中一两位同伴的支持、寻找其他的团体、开发新的游戏吸引伙伴、在适当的时机加入游戏等，帮助他们养成良好的解决问题的能力和对待挫折的态度。

二、视障儿童社会交往技能发展的特点

儿童早期社会交往与成人有着显著的不同，遵循着从无意到有意、从情感到理智，从非语言到语言，交往范围逐渐扩大，交往关系逐渐复杂的基本特点。儿童的社会交往学习是通过在家庭、社区、幼儿园等范围内交往活动过程中的模仿、感染与暗示来完成的。最早存在于儿童与父母或养护人员之间，多表现为需求性交往，语言与非语言，有意与无意交往并重，在初期他们通常会以模仿的方式来进行学习。随着交往范围的扩大，儿童交往的意识逐渐萌发并逐渐清晰，这使得儿童的社会交往能力随着年龄的增长不断增强。

日常生活中，儿童的社会交往活动可以分为五个层面，即亲缘性交往，表现为与家庭成员（主要是父母）的交往；学缘性交往或教育性交往，表现为与老师和同学的交往；地缘性交往，主要是在所居住地与邻居及同龄伙伴的交往；与其他成人的交往，如在外出活动时遇到的非家人的成人；大众传播性交往，指通过广播、电视、网络等媒体进行社会性交往（王纬虹，曾欣然，1994）。对于视障儿童来说，他们的社会交往活动层面、交往的方式和内容往往受到视力限制而出现困难。表现为以下几个方面。

（1）沟通信息不够准确和完整　虽然看起来视障儿童的语言沟通特别是口语沟通并没有太多的障碍，但是由于普通儿童特别是低龄儿童，由于语言表达能力还不完善，他们在表达时经常会运用身体姿态、面部表情、手势以及图片、实物等来进行辅助，帮助他们更加正确和完整地传达信息。而视障儿童，特别是低龄视障儿童在这个方面就会较为欠缺。

（2）难以迅速清晰地发现自己的处境　视障儿童往往难以及时观察到对方对自己谈话和活动的反馈，从而迅速做出回应。如游戏的过程中，他们很难获知同伴的实时状态并予以响应，这很可能会让同伴失去游戏的兴趣，而当同伴表示对谈话或活动不感兴趣时，视障儿童却可能因为无法观察到而一直持续下去。

（3）知识经验不足，关注的内容和喜爱的活动方式有所差别　视障儿童获得的视觉信息较少，这使得他们对普通儿童所说的一些事情难以理解。低龄普通儿童往往更关注一些颜色鲜艳、动态的事物和现象，而视障儿童更喜欢去倾听周围的声音；普通儿童相对活泼，喜爱探索周围事物，和小伙伴一起追逐奔跑，往往会表现为"无法安静下来"，而视障儿童更喜欢做一些不太剧烈的运动，常常显得过分"安静"。这些差别可能导致他们与普通儿童在交往中缺乏共同的兴趣点而影响之间的交往。

（4）社会行为规则和交往技巧缺乏　视障儿童由于观察不清、外出受限、家庭保护过度、交往局限等原因，往往导致他们对社会规则理解得不够清晰。如面对面与他人交谈是我们交流中约定俗称的礼貌表现，有的视障儿童由于视觉的原因，往往会侧身用耳朵或眼角来面对他人，但在他人看来这似乎是他们不礼貌的表现；视障儿童因无法及时观察到场合中的所有人，所以往往不能及时和大家打招呼，也常常会忽略比自己年长的长辈、年龄小的弟弟妹妹等，容易给他人造成"不礼貌""以自己为中心"的印象。

因此，在对视障儿童社会交往技能培养的过程中，我们需要关注以下几个方面：

（1）帮助他们学会认识自己在社交群体中的位置　通过学习交往知识，让孩子逐步理解社会规则，理解自己在家庭、同伴以及社会中所处的位置，并能够做出恰当的表达。比如知道自己家里的组成人员，和自己家的相关亲戚家的人员组成，在家庭聚会中，有长辈，也有比自己小的弟弟、妹妹，自己需要尊重长辈，让着比自己小的小朋友等。扩大自己的交往人群，确定自己的发展目标，更加明晰自己在社会中的定位，形成健全人格。

（2）在社会交往技能培养中，通过与父母、同伴、老师以及其他成人的互动，逐渐培养视障儿童语言能力、观察能力和想象能力，增强他们对所处环境的探索精神。同时根据孩子的实际情况，着重培养他们掌握普遍的社会交往规则、社交礼仪以及一些实用的交往技能。

（3）加强情感体验并进行恰当表达　在交往特别是在与同龄儿童的交往中，孩子们会在成功中获得满足和快乐，也不可避免地会发生冲突，感受到愤怒、失望、无助、伤心，这些情感体验进一步丰富了视障儿童的认知世界。当他们表达这些情感体验时，家长通过与他们的分享和引导，避免他们形成以自我为中心的心理状态，注意并理解他人的观点，学会合作分享，这些经验将成为他们社会性行为成长的重要基础。

认识到影响视障儿童社会交往技能的困难所在，才能让我们更有针对性地对他们进行辅助和引导，解决相应的问题。

第三节
促进视障儿童社会交往技能发展的方法

视障儿童交往技能培养时需要针对其身心发展特点，有针对性地加强部分内容的培养，培养的方法除遵循视障儿童综合康复的一般原则和方法外，还有需要特别关注的方面，分述如下。

视障儿童社会交往技能培养应遵循其持性、发展性和生活化原则，同时还应注重一般性和个别性相结合，既要遵循本年龄段视障儿童社会交往能力发展的基本水平，又要注重个体发展的差异性。

面对孩子在交往中所产生的各种问题，家长要采用鼓励的眼光、宽容的态度及恰当的方法进行引导和解决，避免简单粗暴的制止或呵斥。同时我们应该理解，提供支持最终的目的是为了儿童的独立性，由带领儿童进行社会交往逐渐过渡到儿童主动独立进行社会交往活动，引领者应逐渐减少支持的力度，从全部支持到部分支持再到儿童独立完成。

儿童对于职业的概念首先来源于家庭中父母的职业属性（刘秀艳、白婕，2017），视障儿童也不例外。父母的职业往往是孩子最先懵懂认知的，进入幼儿园后，教师又往往会成为孩子最熟悉和最向往的职业。除了医生、护士、售货员、教师这些与孩子生活相关的职业外，其他行业、职业，孩子一般较少关注和了解。由于视障儿童较难从日常生活的观察中获取到职业的特点，因此，家长应尽可能通过多种渠道，如电视、绘本图画、书本故事等，对他们进行职业意识的启蒙教育。在游戏中开展适度的模拟职业训练，通过简单的工具操作，可以有效地激发他们的兴趣，让孩子了解职业特征，并在训练中促进他们的综合能力。

下面将按年龄段顺序介绍一些促进视障儿童社会交往技能发展的基本方法，这些方法不是唯一的，父母可以根据孩子的实际情况进行设计。

当我还是个婴儿的时候，请多抱抱我，即使我看不清您的面孔，也请您对我微笑，用温柔的语气和我说话，告诉我正在做什么。

请和我一起做运动，并告诉我这些动作的名称，即使我现在还不理解，如举起我的手或脚、举高高、跑步、坐摇摇车、荡秋千等。

请教导我如何去做一个表情。您可以挠挠我痒痒，让我大声地笑出声来，告诉我这就是笑，是开心的感觉。您也可以将我的手放在您的脸上，做出不同的表情，让我来进行学习，把它作为一个好玩的游戏也是很不错的呢。

请让我学会等待，不要立刻或者完全满足我的需求，即使我不太开心。如当我饿的时候，稍等一下，当我大叫表达我的需求时，再把奶瓶给我。

请像对待普通宝宝一样，带我出去接触大自然，让我感受温暖的阳光、凉凉的风还有周围的草木，让我用手触摸它们，告诉我它们叫什么。

当你带我出门的时候，请告诉我现在我们正在经过什么地方，这些地方都是做什么的？遇到了什么人，他们都是谁？飘过来的气味是什么，为什么会有这样的气味？

无论是在家里还是在外面，遇到认识的人，请教给我如何称呼他们，并向他们问好，让我和他们进行交流。

请您耐心地和我分享生活中的各种事情，看电视时，告诉我电视里正在进行的事情，这样我就有更多的话题和小朋友们一起交流。还有您曾经旅行过的地方，这些地方都有什么有趣的事情。

请您和我一起游戏，同时告诉我这些玩具的名称，向我解释游戏的规则，按照游戏的规则来进行。

帮我选择或改造一些我可以玩的玩具，让我和普通小朋友们一样有各式各样的玩具，比如在球里面放上铃铛，这样当它们滚动时我就知道它在哪里了。

邀请家长和小朋友来家里与我一起玩，当我们熟悉以后，您可以带我们一起去公园玩，这样我就不会孤单了。

当您带我出门做客的时候，请告诉我什么可以做、什么不可以做，如果我做得不太对，您应该及时提醒我，我不想做大家眼中的任性宝宝喔。

当我困惑的时候，请教给我如何有礼貌地提出要求和有技巧地提出问题。比如当我和小朋友一起玩，但找不到自己的水壶时，我应该怎么做？是着急地大叫，还是问问周周的小朋友"能不能帮我找一下我蓝色的水壶"，所以，这也需要您告诉我自己使用的东西有什么特点，帮助我更好地描述它们。

当我胆怯的时候，请您温柔地鼓励我；做得好的时候，也请您及时表扬我。

我可能在游戏时比普通宝宝慢一些，请您给我多一点时间，让我慢慢理解和适应周围的人和发生的事情。

当我和其他小朋友一起玩的时候，请您告诉我谁正在我的身边，他们又在做些什么。

⊙ 示例

豆豆小朋友的社会交往训练方案

在以上的原则和方法的指导下，针对本章内容中的豆豆小朋友，康复人员通过和家长的讨论，共同制订了小朋友6个月的近期目标。希望通过这些训练能够让豆豆与同龄的普通小朋友达到基本相当的社交能力水平。

具体目标和方案如下。

1. 带领豆豆探索周围环境，逐步消除孩子对外界环境的恐惧感

（1）从自己家里开始，让豆豆熟悉家里的环境和各种物

品的摆放位置。

对家庭环境进行适当的改造，尽可能消除安全死角，规范各种物品的摆放位置。在这样的情况下，让豆豆小朋友在家长的带领下，逐渐熟悉环境。最后让豆豆能够独立找到：

客厅、卧室、厨房、卫生间和大门都在哪儿？

家里的餐桌在哪儿？我的小餐具在哪儿？我的小床在哪儿？

我的衣服放在哪儿？我的玩具放在哪儿？

（2）走出去，逐渐扩展豆豆探索的范围。

先以家附近的范围开始，姥姥带豆豆一起下楼，在楼下活动。

姥姥带豆豆去周围的小超市买一些日用品，到小公园进行一些运动。

去任何地方的时候，告诉豆豆去这里要做什么，会路过哪里，怎么才能到达目的地。

让豆豆认识超市、公园中的各种物品和器械，先触摸，再告诉他玩的时候会有什么感受，必要时可以先带他一起玩。

在外出中和豆豆随时描述周围的环境和发生的事情，如感受天气的变化，各种气味等。

设计家庭出游计划，在假期时和孩子一起出行。

2. 熟悉不同人物，在家长的帮助下接触同龄小伙伴，学习和其他人打招呼

（1）先邀请1～2个小朋友来家里，让豆豆在熟悉的环境中和大家在一起玩，开始大家可能会各玩各的，没有关系，不用急着让他们马上共同活动，以免引起豆豆的反感。

（2）当豆豆和小伙伴们熟悉以后可以在家里一起游戏，

如一起手拉手转圈、切面团或橡皮泥，分享玩具和食物。

（3）外出的时候遇到邻居、朋友和工作人员时教豆豆和大人打招呼，告诉豆豆他们都是谁，是做什么工作的，逐渐培养豆豆主动打招呼问好的习惯，并适时给予表扬。

3. 学习和小朋友们一起做游戏

（1）爸爸妈妈和豆豆在家中一起进行游戏，培养孩子的游戏意识，简单解释常玩的游戏规则，如听儿歌指身体部位（逐渐加快速度或改变不同顺序）、给玩具娃娃洗澡等。

（2）和小朋友在家里做游戏后再进一步和小伙伴到公园里玩，一起玩一些游戏器械，注意不管玩什么器械前，家长都应该首先带他熟悉整个器械，然后再在家长的陪同下进行使用，切忌让豆豆猛然独自接触一个新器械而引起恐惧。

4. 培养豆豆的活动能力和自理能力

（1）在安全的前提下，让豆豆在熟悉的环境中多走动，尽可能固定孩子常用东西的位置，如衣服、鞋子、水杯、小碗等，放在孩子可以拿到的地方，让他能够自己找到自己需要的物品。

（2）当豆豆有需求时，不急于帮他完成，让他等一会儿，带他一起去做。如果难度不大，尽可能让孩子自己去做。比如准备外出时找到自己的鞋子并自己穿上。

（3）让豆豆和家长一起做一些家务活，如和家长一起洗小毛巾，然后擦玩具；把玩具放回原位；择菜、捡豆子等，豆豆在这个过程中可以接触许多不同触感的物体，积累经验，还可以锻炼手的能力，好处多多！

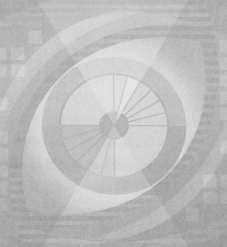

CHAPTER SEVEN

第七章

视障儿童补偿性学习技能的发展与促进

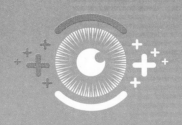

学前视障儿童的学习能力发展是决定其学前教育康复效果的重要因素之一。总体上来说，视障儿童与普通儿童一样，在学习能力的发展上存在无限潜能；但视障儿童学习能力发展既受到视觉缺陷的制约，同时也可能会受到认知水平、家庭环境等其他一些因素的影响，进而与普通儿童学习能力获得与发展的过程和特点产生差异。

　　视觉是儿童认知发展的重要影响因素；而认知发展水平直接影响儿童学习能力的发展。视障儿童如果不经过及早干预，其认知水平的发展将受到限制，进而影响其学习能力，特别是与学习品质相关的注意、记忆、思维等的发展。比如视障儿童可能受到视觉以外的无关刺激（如声音、气味）的干扰，出现注意力分散；可能由于视觉表象的缺乏进而导致儿童形象记忆缺失，无法在形象记忆的基础上加以理解记忆，因此记忆也常常以机械记忆为主，记忆表象不完整、不全面，表现出听觉记忆偏好；由于缺乏对事物的具体形象的认识，即形象思维，导致概念的习得存在困难，主要借助语言、概念进行抽象思维，因而思维的概括性较弱，有时甚至出现错误。

　　鉴于视觉障碍对儿童学习能力和学习品质造成的影响，我们对视障儿童学习能力和学习品质的发展与促进，即"补偿性的学习技能"的培养将有助于促进视障儿童感知能力、记忆、想象、语言、思维等认知能力的发展；有助于他们品德、智力、健康、审美等全面发展；有助于他们从自然人向社会人转变，有利于促进未来的学校融合和社会融合。

第一节
案例分析

　　小明，男，5岁。先天性盲，有光感。
　　今年小明开始进入视障学校的学前班进行学习了，之前小明从来没有离开过家，一直和爸爸、妈妈、奶奶生活在一起。在家长的眼里，小明是个性格开朗、活泼好动的孩子，他喜欢和奶奶一起去公园玩，爱和大家聊天，还喜欢唱歌。但是开始上学前班以后，小明有些不太开心。

在学前班老师的眼中，小明胆子大，性格活泼，喜欢问问题，对周围的环境及事物很感兴趣，经常主动探索，也很善于向大人求助。但是在课堂游戏和学习时，他会显得心不在焉，身体在凳子上扭来扭去。当老师提问时，他马上就会举手，往往在还没有得到老师允许的时候，他就开始回答了，而且他回答的经常不是老师问的问题。在游戏的时候，特别是在做一些折纸、串珠等精细活动时，他往往做一会就失去了耐心，会离开座位跑来跑去，或碰触班级里的其他小朋友。

面对小明同学的这种情况，家长认为小明这只是因为没有上过幼儿园，从小在家散漫惯了，没有习惯坐下来上课，这并不是什么大问题。年龄大了，上学习惯了就好了，不用专门去关注。

您认为家长的这种认识对吗？对于小明同学的这种情况，我们应该进行哪些方面的关注和调整呢？

训练方案见本章第三节，请您了解相应的内容与康复原则方法后，对照进行思考应用。

第二节
视障儿童补偿性学习技能发展的内容和特点

一、学习能力的概念

学习能力是什么？一直以来，人们对此持有各种不同的观点。有的观点认为，学习能力等同于智力。有的观点则认为，应该从认知过程来认识学习能力，因此记忆力、思维能力、观察能力和想象能力才是构成学习能力的四要素，这四要素之间相互联系，相互制约，不可分割，同时又有各自的作用。还有的观点从学习动机的角度来研究学习能力的组成，认为组成学习能力的基本要素很多，但是最基本的要素是好奇心、自信心、成绩和功名。

综合上述概念，笔者认为学龄前视障儿童的学习能力主要包含以记忆力、思维能力、观察能力、想象能力等为要素的认知过程，和以好奇心、自信心、主动性、探索性等为要素的学习品质。

二、视障儿童补偿性学习技能的内容

本章所说的"补偿性学习能力"既包括与普通儿童一样在幼儿园所培养的健康、语言、社会、科学、艺术五大领域的能力；也包括视障儿童入小学后学习普通课程所需的基本技能、学习途径和方法；以及儿童形成的良好的独立学习能力和学习品质，如专注力、自我管理能力等。补偿性学习技能与视障儿童认知发展有关，是帮助儿童理解和获取各方面知识的基础，也是今后学习学科知识的基础。该领域的内容主要包括：概念形成和发展、学习方法和自我管理能力、听说技能、前算术技能以及根据个体差异所需的前盲文阅读和前盲文书写技能等。

1. 学前视障儿童五大领域课程

2001年9月起，全国幼儿园开始学习和贯彻施行《幼儿园教育指导纲要（试行）》（以下简称《纲要》）的精神和要求，盲校附设的学前班以及兼收视障儿童的融合性幼儿园也应按照《纲要》要求安排课程。盲校学前班虽然与普通幼儿园有所区别，但是在课程设置上也有很大一部分吸收了《纲要》的精神，在参考普通幼儿园课程体系的基础上开设以健康、语言、社会、科学和艺术五大领域划分的一般课程，并增加适合视障儿童身心发展的特殊课程。视障儿童家长作为孩子早期教育的重要他人，也应该了解这五大领域的内容，并且在家庭教育和早期干预游戏和活动中有意识地融入相应的理念。

2. 学前视障儿童盲文阅读和书写准备技能

盲文阅读和书写准备技能主要指前盲文知识和技能的获得。前盲文知识和技能主要包括空间概念的形成，对盲文六点位相对位置的掌握，盲文书写工具的了解、盲文反写正摸的空间转换，以及手握盲文写字笔的姿势等。

盲文准备活动的主要目的和意义在于引发学龄前视障儿童对学习盲文的兴趣；进行前盲文各项技能的训练，发展培养学前视障儿童学习盲文前所必需的各种技能与学习习惯；为视障儿童进入小学后顺利学习盲文奠定坚实的基础。

3. 学习品质

学习品质（approaches to learning）是指发现问题、解决问题、获得新技能和新观念的能力以及学习的态度。视障儿童补偿性学习技能中提到的学习方法和自我管理能力就是学习品质的主要体现。

1991年，美国"国家教育目标委员会"（National Education Goals Panel，NEGP）提出"入学准备"的概念，认为学习品质是学前儿童入学准备的重要内容。具体内容包括：好奇心与兴趣、主动性、坚持与注意、创造与发明、反思与解释。2012年9月我国教育部颁布的《3～6岁儿童学习与发展指南》也明确指出，在对儿童实施教育时应"重视幼儿学习品质"的培养。

可见，学习品质的培养关系到儿童终身学习的开展。对于视障儿童补偿性学习技能的培养也应该重视对其学习品质的培养，促进其注意力、坚持性、主动性、好奇心、探究性、创造性、反思能力、合作能力、学习兴趣、良好学习习惯等。

三、视障儿童补偿性学习技能的特点

1. 补偿性学习技能的发展有其关键期

视障儿童补偿性学习技能的发展与儿童其他能力的发展一样具有关键期。大脑是人的主要学习器官和分析器。脑科学的研究显示，人的大脑从一出生就因接受刺激的不同而开始出现差异化。许多实验表明，大脑功能的强弱与出生后的前六年所接受刺激的质和量高度相关。在此阶段，如果幼儿能接受到丰富而优质的感官刺激，就会增强大脑的学习能力，进而促进其补偿性学习技能的发展。

2. 操作性学习是儿童补偿性学习技能发展的主要途径

对低年龄孩子来说，操作活动是游戏，也是学习，而且是一种使幼儿深感快乐的学习。他们正是在操作或摆弄物体的活动中不断探索和发现，获得直接经验，萌发创造的意识和欲望，逐渐增强自我创造、自我表达、自我探索的欲望和能力。不论是概念形成、听说技能，还是前盲文阅读、书写技能或前算术技能的培养，都应该通过大量的操作性学习进行，以丰富多彩的活动形式让孩子逐渐习得。

3. 兴趣和情绪主导补偿性学习技能的发展

兴趣和情绪在孩子的学习过程中发挥着主导作用，他们往往感兴趣就学，不感兴趣就不学；情绪积极时学习效果就好，情绪消极时就难有成效。孩子自己并不能意识到今天的学习对未来有多大作用和意义，而是更多地看重自己当下的兴趣和情绪，这是非常普遍和正常的。因此，成人应该尽可能地设计有趣的补偿性学习活动，激发孩子们的学习和参与热情。孩子生性是热情的、天真的、以自我为中心的，抓住这些要点，他们的兴趣和积极情绪是比较容易调动起来的。

第三节
促进视障儿童补偿性学习能力发展的方法

一、视障儿童补偿性学习能力发展促进的基本策略

给孩子提供学习的机会，设法让孩子得到更多的学习机会，让他们从自己的各种活动和运动中学习，是帮助其进行更高水平学习的必要的前提条件和能力。而提供给孩子的学习机会往往都是以游戏、活动、与他人互动为载体。因此，视障儿童补偿性学习能力的发展与促进也需要遵循相应的原则。

1. 注重游戏性和活动性

游戏是儿童在早期的自发活动，在儿童的早期教育和早期干预中都扮演着极其重要的角色。游戏具有重要的教育价值，游戏可以提高儿童的阅读能力、读写能力、自我管理能力、社会交往能力和全面发展，促进儿童的学业成就，帮助儿童为进入小学做好准备。因此，视障儿童早期的家庭教育和幼儿园教育皆应以游戏为载体开展活动。

活动性与游戏性是分不开的，游戏本身也是一种活动；而这里讲的活动性主要是指角区活动形式。通过角区设置，创设一个适宜环境，提供与教育干预目标相适应的物质材料，如做手工的各种材料、玩具、图书等，让儿童自主操作、摆弄，并在此过程中与材料本身以及与家长、同伴和教师发生交互作用，推动儿童朝着既定目标发展。

2. 激发儿童的好奇心和兴趣

兴趣是最好的老师，能帮助儿童自发自主地学习。儿童天生就充满着强烈的好奇心和求知欲，对感兴趣的事物总会很投入、很专心；

对于从未见过或听过的新鲜事物总是可以引起儿童的好奇和关注。视障儿童亦是如此。但由于外界刺激的不足，以及没有得到积极的回应，会导致视障儿童的好奇心和兴趣逐渐消退。因此，家长更应保护视障孩子的好奇心和求知欲，采用丰富的游戏和活动激发他们学习的兴趣。

3. 提高儿童的积极性与主动性

主动性反映儿童在面对任务时的积极程度。一般来说，大部分普通幼儿能积极主动地参与各项活动，但总有部分儿童时常游离在活动之外。视障儿童并非主观上游离于活动之外，而是由于视觉缺陷难以参与活动，客观上降低了参与的积极性与主动性，这种情况在与普通儿童共同参与的活动中表现得更为突出。因此，家长应通过创设适宜的环境和游戏活动，减少孩子参与活动的障碍，提高孩子的积极性与主动性，进一步帮助孩子在现在和未来的生活中有目的、有计划地参与各种活动。

4. 培养儿童的坚持性和专注性

坚持性和专注性是学习品质中的重要成分，当儿童在面对任务时能专注于此事并坚持到底，是帮助孩子培养良好学习品质、取得高学习成就的重要前提。低龄儿童注意力的集中性通常较弱，注意力集中的时间较短，容易受新奇刺激而转移。低龄视障儿童由于视觉缺陷，他们受视觉干扰而分散注意力的情况较少，但并不排除孩子受其他信息干扰而分散注意力的情况，比如声响、气味、心情等。因此，家长要有意识地培养儿童的坚持性和专注性。

5. 培养儿童的探索意愿

探索意愿是指儿童能够主动地探究，发现外部事物的某些规律、联系、属性等的心理倾向。具有较强探索意愿的儿童，更能在未来的学习生活中自觉地进行尝试并克服困难。由于视觉缺陷，视障儿童难以像普通儿童一样发现很多吸引他们注意的事物和现象，他们的探索欲望需要家长或教师有意识的引导，在保证孩子安全的基本前提下，为其提供丰富、有益的刺激，鼓励其进行探索。

二、视障儿童补偿性学习技能发展促进的方法

（一）学前视障儿童五大领域课程的促进

健康领域课程的目的是增强儿童体质，培养健康生活的态度和行为习惯。除了卫生、保健、身体素质等生理健康以外，应特别关注儿童的心理健康。心理健康包括建立良好的亲子关系、师生关系、同伴关系，让儿童在家庭和集体生活中感到温暖，心情愉快，形成安全感、信赖感。心理健康，特别是师生关系、同伴关系，将对孩子未来适应学校和班级生活，对学习保持兴趣和热情有着非常重要的意义。

语言领域课程的目的是提高儿童语言交往的积极性、发展语言能力。家长和教师首先应该为孩子创造一个自由、宽松的语言交往环境，支持、鼓励、吸引儿童与成人、同伴交谈，体验语言交流的乐趣；教给孩子使用礼貌语言与人交往；给孩子阅读优秀的绘本或儿童文学作品，使之感受语言的丰富和优美，引发儿童对阅读的兴趣，并积累丰富的词汇。对于低视力儿童来说，家长还应培养其积极用眼的意识，让他（她）对生活中常见的简单标记和文字符号产生兴趣，为今后学习汉字打下基础。相对于表达而言，倾听也是促进孩子语言发展的重要途径。低龄视障孩子特别是盲童主要运用听觉学些语言，应该培养孩子注意倾听的习惯，发展语言理解能力。此外，家长还应正确看待孩子语言发展的水平，鼓励孩子用语言表达自己的思想和感受，发展语言表达能力。

社会领域课程的目的是增强儿童的自尊心、自信心，培养儿童关心、友好的态度和行为，促进儿童个性健康发展。通过该领域课程的学习，可扩展视障儿童对社会生活环境的认识，形成一些生活概念，

理解和学会遵守规则，并培养自信心。自信心和学习规则都是影响孩子未来学习能力发展的重要因素。

科学领域课程的目的主要是激发儿童的好奇心和探究欲望，发展认知能力。通过引导孩子接触自然环境，使之感受自然界的美与奥妙，激发孩子的好奇心和认识兴趣；结合和利用生活经验，帮助视障儿童认识环境，初步了解环境与自己生活的关系；通过各种观察、操作、尝试的活动，给予孩子更多利用多种感官探索和学习的机会，感受物品和材料的多种特性和功能，培养孩子积极探索和善于思考的能力；引导孩子分析问题，培养孩子解决问题的能力，在问题解决过程中形成数、量、形、时间、空间等概念，提高思维能力。由此可见，科学课程与孩子的概念、思维、认知水平的发展息息相关，家长应积极看待视障孩子的潜能，给予他们普通儿童同等的接触科学知识的机会。

艺术领域课程的主要目的是丰富儿童的情感，培养初步感受美、表现美的情趣和能力。艺术课程看起来似乎与学习能力关系不大，但实际上让孩子积极参与艺术活动，一方面可以促进孩子多感官的能力，为将来多感官学习打下基础；另一方面也有利于视障孩子建立自信，在学习过程中自由地表现和表达自己的所思、所想和所感，这些都是未来合作学习和沟通所需的重要技能。

学前视障儿童五大领域课程的学习，与促进补偿性学习技能的内容也有紧密联系。例如科学领域的课程有利于促进视障儿童的概念形成和发展、培养前算术技能；语言领域课程涉及视障儿童听说技能和概念的发展；艺术领域课程通过感官的促进则关乎视障儿童听说能力的发展以及空间概念的形成等。

促进视障儿童五大领域的学习能力，家庭角区活动是一种有效的活动形式。角区活动是孩子自我学习、自我探索、自我发现、自我完善的活动，有相对宽松的活动气氛，灵活多样的活动形式，能满足儿童发展的需要。引导孩子认识不同区域的同时也是孩子建立方位、认识不同游戏功能的过程。家长可以根据自家环境的特点，充分利用家庭的各个角落，为孩子创建个性角区，例如铺设一块地毯，周围放置儿童触手可及的玩具收纳箱可作为玩具区；放置一顶小帐篷，就成为孩子的秘密基地；摆放小桌椅的地方为手工区；摆放软垫子或小沙发的地方为阅读休闲区。

家长在孩子的角区活动时不仅仅是观察者，更应该是陪伴者和参与者。家长要足够投入，与孩子一起坐下来玩耍；可以通过模仿孩子们的活动来增加与孩子的互动，深入体会孩子们的视角和感受；活动中可通过与孩子讨论分工，给孩子自主权并共同维护制定的规则，完成既定的任务；家长还要为视障孩子及时讲解活动环境中的事物，并用孩子理解的话语来解释说明一个行动可能产生的结局和后果。

（二）学前视障儿童盲文阅读和书写准备技能的促进方法

盲文阅读和书写准备技能的培养促进也应遵循前文中提到的注重游戏性、活动性，激发孩子的兴趣；着眼于儿童的主动性、专注性以及坚持度。

家长可以通过游戏创设一些与盲文相关的活动环境，使学龄前视障儿童在各种与盲文有相似之处的信息中通过指尖触摸、动手制作来建立盲文点位的概念，认识点与点、方与方之间的关系。例如采用拼插板插出六个圆点，或在纸面或其他平面上用橡皮泥粘上大小一致、位置相对准确的六个小圆点，教孩子初步认识盲文点位。随着孩子年龄增加，可以逐渐缩小点的体积，增加触摸的难度。为了锻炼孩子指尖的触觉灵敏度，经常让孩子触摸分辨细小的物体也是非常有效的方法，例如在带孩子串珠游戏时，可以有意识地让孩子辨别不同珠子的大小、形状，并逐渐将大珠子更替为小的珠子，穿珠的线也逐渐变细；在做饭的时候，家长可以带孩子触摸不同粮食、蔬菜，感知其不同，这些都是在日常生活中常见又有效的材料，孩子也会很有兴趣去探索。

此外，家长还可以将点字点位编成朗朗上口的顺口溜或儿歌，以诵咏的方式教孩子背下拼音字母的点位，掌握盲文点字的口诀，为入学做好准备。家长还可以提前购买盲文写字板笔，有条件的家庭也可以购买盲文打字机，让孩子聆听写盲文点字或盲文打字机的声音来感受和体验盲文信息，有兴趣的孩子也可以进一步提前了解盲文书写工具的相关知识，甚至动手试一试。家长还应时常鼓励孩子与周围的同伴和成人分享、交流他们盲文学习中的情感、经验和体会，及时发现孩子在盲文准备学习过程中可能出现的问题。

（三）学习品质的培养与促进

在前文中，我们讲到了视障儿童补偿性学习技能培养与促进的基本原则，里面讲到了激发儿童兴趣、培养儿童积极性和主动性、提高专注性和坚持性、鼓励探索。实际上这些原则恰恰反映了学习品质在儿童整个学习过程中的重要性，应该是贯穿、融入每个学习活动中的。在此，我们将重点讨论如何促进这些品质的提升。

好奇和兴趣是儿童能够学习的内在动力。在日常生活中提问是儿童好奇心和学习兴趣的主要表达形式。在儿童提出问题时，家长应耐心地解答，而不是敷衍了事。若儿童发现大自然中的有趣现象，家长应就该话题引导孩子进行思考和提问，而不是忽视或制止。家长在孩子的游戏过程或日常生活中，应注重挖掘和捕捉儿童的兴趣点，在为孩子购买游戏活动材料时，或在参与孩子的游戏时，都应选择孩子感兴趣的事物，采用孩子感兴趣的方式进行。

积极性和主动性是指儿童能够乐意去尝试和使用新方法解决问题。家长应该多给孩子以鼓励，比如鼓励孩子多用语言表达自己的意愿，鼓励孩子在家人面前讲故事、进行表演等，增强他们的自信，进而提高积极性和主动性。家长还应给予孩子自己动手尝试的机会，鼓励他们亲自动手，比如鼓励孩子积极参与家庭活动，甚至是简单的家务劳动，并且给予由衷的赞赏，以增强孩子参与家庭事务的积极性和主动性。

　　坚持性和专注性是指儿童能够长时间对周围的人和事物给予关注，即使有难度仍能够继续坚持。这首先需要家长尽量为孩子创造良好的学习环境，良好的环境并不是指奢华的环境，而是指适合孩子静心活动、帮助其专注于活动的环境。比如简单而安静的环境，减少不必要的信息干扰，也不宜随意打断其活动的过程，避免分散注意力。其次，对于孩子坚持性的品质培养则需要家长一方面为孩子选择难度适宜的任务，教给孩子掌握完成任务的方法；另一方面则应给予孩子充分的信任，积极地肯定孩子的努力，耐心等待，鼓励其克服困难，在克服困难完成任务后则应给予及时的正面反馈，促使儿童在今后的活动中保持和提高其坚持性。必要时还可采取一些行为干预的策略，如正负强化、延迟满足等方法。

　　探索精神是儿童在活动或游戏中愿意突破自我，勇于探究、发现新事物、新方法。研究表明，良好的感知能力、运动能力、语言能力、理解能力与视障儿童积极探索周围环境具有一定联系。家长应抓住儿童的"最近发展区"，设置难度适宜的任务，即任务不宜太简单，也不宜过难，而是孩子通过一定的努力和坚持能够完成的任务，才能激发儿童探索的欲望。其次，家长为孩子提供一个可供探索的环境也是非常重要的，儿童的许多探索活动都是通过与环境中材料的互动来完成的。例如给予孩子自由活动的空间鼓励其探索；提供不同操作方法的活动材料，让孩子探索不同的游戏方法。此外，家长还应注重营造宽松愉快的心理环境来保护孩子探究的欲望，特别是要避免过度保护，限制儿童活动；避免对孩子千奇百怪的问题置之不理，这些做法都是与鼓励儿童探索的原则相悖的。

　　根据本章内容的阐述，我们不难发现前面案例中所说的小明同学存在的问题。"坐不住"实际上是孩子坚持性和专注性不够的一种表现，这也是低龄视障儿童通常会存在的一种现象。在课堂上"心不在焉"，不能专注于老师的授课，容易被其他事情分散注意力，这些在孩子小的时候看起来不是大事，但是如果不及时进行纠正，随着课堂知识容量的增加，孩子就很容易跟不上教师授课的脚步而影响学业成绩。由于缺乏视觉刺激，一些精细活动对于活泼好动的小明来说就显得有些枯燥乏味，但是，手指的灵活性以及触觉的锻炼又是为盲文阅读做准备的重要手段。因此，"坐不住"看起来是件小事，但实际上却是件"大事"。

针对小明同学的情况，又可以采用哪些方法来进行矫正呢？

示例

小明的补偿性学习技能发展训练方案

在小明同学的训练中，首先家长需要转变观念，认识到孩子"坐不住"带来的问题，并能够和教师一起对孩子进行训练。针对小明同学设计的训练，一部分会在学校的课堂活动中进行，还有一部分则需要家长在家中和孩子一起来进行。教师和小明的家长可以从以下几个方面来进行。

1. 加强小明的坚持性训练

教师和家长有针对性地为小明布置一些需要在规定时间内完成的小作业。如完成串珠小手工，可以与家长或其他小朋友"比一比"，看谁穿得快、穿得好。小作业的难度和时间可以逐渐增加，家长可使用鼓励的语言和态度，保证小明可以坚持完成作业，不出现"半途而废"的情况。

在日常生活中，家长也需要从各方面关注小明的表现，如吃饭时不能玩玩具或听音乐，帮妈妈做家务时不能做到一半就跑了……随着小明的年龄增加，家长还可以和孩子"约法三章"，如必须在作业完成后才能玩，逐渐提高孩子的坚持性。

2. 加强小明的专注性训练

在游戏中加强小明的专注性训练。以上面的串珠游戏为例，当小明普通的串珠游戏完成得很流畅以后，可以不断增加游戏的难度。如要求串珠按照一定的方式来进行，如三个球形珠子、三个正方体珠子、两个长方体珠子……可以从固定规律到由发令者随意报出数字，促使孩子注意捕捉指令中的关键数字。

家长在给孩子讲故事的时候，改变以往单纯家长讲、孩子听的模式。在家长讲故事之前，可以给孩子留几个小问题，如故事中有几个人物？故事中的重要道具是什么？人物见面的时间是什么？等等。让孩子带着问题来听家长讲述的故事，并在结束时回答这些问题。当然，家长在讲故事过程中，也可以适时提一些小问题或者和孩子交流一下感受，促使孩子专注于故事的内容，抓住故事中的重点。

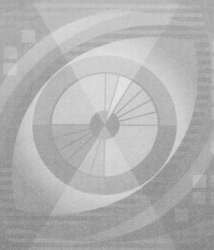

CHAPTER EIGHT

第八章

视障儿童使用
科技和辅助技术能力的培养

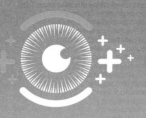

许多患先天性眼病的儿童缺乏视觉经验，他们会认为这个世界就是他们所见到的模糊的世界。但是，现代科技可以帮助视障儿童获得很多以往非视觉无法获取的信息。国外视障儿童辅助技术的使用已经成为早期教育康复的重要内容；辅助技术也被视为帮助视障儿童学习和发展的重要手段，使视障儿童的学习更为便捷。在国内，随着科技的发展以及国家对残疾人事业的关注，辅助技术的发展突飞猛进，同时，辅助技术在特殊教育中的运用已经成为残障儿童的基本权利。我国《特殊教育提升计划（2017—2020年）》中规定，重视教具、学具和康复辅助器具的开发与应用，并加大对薄弱特殊教育学校配备教育教学和康复设施的支持力度。显然，这对特殊学校附设的学前班也同样适用。

对许多残障儿童而言，辅助技术是使其更有效地接受教育、进行康复的不可或缺的外部支持。就视障儿童而言，辅助技术可以维持、强化和弥补视觉功能，对视障儿童的沟通交流、生活技能、感知觉能力等方面的发展和认知范围的扩充都有重要意义。该领域早期教育康复的主要内容包括：认识自己常用的辅具、掌握常用辅具的使用方法、养成使用辅具的良好习惯等。视障儿童使用辅助技术能力的培养应该与游戏、运动等活动相结合，贯穿于视障儿童认知发展、动作发展、感知觉发展等领域的培养中。

第一节
案例分析

希希，6岁，全盲，女生，融合学校一年级学生。

让我们看看语音辅助技术在希希学习、生活娱乐中是如何应用的。

每天的中午时光（尤其是上学日的中午时间）是初上一年级的孩

子们期盼不已的休闲时间，对于刚上一年级的希希来说亦然。12点午餐时间，儿童语音电话手表会准时响起"语音播报时间到了！"这时，无论盘中餐多么美味，希希都会找到自己的手表，将手表戴在手腕上，触摸屏幕后，津津有味地听5分钟的快讯资料（或有趣故事或有趣谜语）。这时语音辅助技术成为了她午餐中的故事调料。

午餐结束后（12时30分左右）是美美的30分钟午休，通过手机APP搜索儿童故事，继而收听儿童故事也是希希午休的一种方式。

每逢周六日，希希也会有自己的课外活动，如上英语辅导班、钢琴课等，参与这些活动需要与妈妈一起驾车前往。在路上，车上的多媒体设备又成为助力其学习的"助手"，通过车载英语口语CD，希希可以边坐车边听英语，练习口语，这也成为她学习生活的又一习惯性活动。

通过希希的案例，我们看到语音辅助技术已经成为希希生活中的重要伙伴。在日常生活中，通过软件听故事，通过多媒体转换技术听英语口语等往往成为孩子们的一项"学习任务"，这些通向不同目标的任务取向可能导致孩子们将不愿学习而产生的负面情绪迁怒于学习软件技术。但是本案例中的希希，俨然与语音辅助技术的各软件载体成为了"好朋友"，成为其获取视觉相关信息的重要通道、提升参与学习能力的重要辅助力量。语音辅助技术很好地帮助全盲的希希无"障碍"参与各项活动。正是因为希希与语音辅助技术软件形成了良性互动，其听力注意、听力记忆、语音词汇等能力保持稳定持续地发展，辅以其善于表达的个性，其能够运用自己的综合能力参与学习、课外活动，发展自己的友谊，并且成为班级、课外活动中的小朋友的榜样等，真正成为在最少受限制环境中成长的全盲儿童。

但是同时，我们也发现希希在使用语音辅助技术时存在的潜在问题：首先语音辅助技术软件，如英语口语CD、语音故事、儿童播报等均具有故事情境性，儿童的语音语调充满"人情味""趣味性"。现在有很多语音点读笔可以识别特定的学习资料，但其音色音调具有成人化、起伏比较小的特点，希希在初接触这类语音技术软件、硬件时可能会产生抵触心理，影响其在生活中接受类似语音，影响其接收信息的质量（如英语考试中可能会因排斥听力语音而不能很好参与答题等）。其次，语音辅助软件固然很便捷，可以锻炼希希的听觉注意与记忆能力，但是要注意使用时间、频次适当的原则，尤其是面对越来越多的学业要求，用盲文摸读预习课文、用盲文完成纸质版作业、运用电脑辅助技术学习甚至是参与课堂等，将成为其学习生活中的重要辅助伙伴。在未来的学习、生活中如何实现不同类别辅助技术软件、硬件的使用量分配，是值得关注的方面。

对于希希来说，下一步该做些什么呢？

训练方案见本章第三节，请您了解相应的内容与康复原则方法后，对照进行思考应用。

第二节
视障儿童常用的科技和辅助技术

一般认为，辅助技术由辅助技术装置（assistive technology device）和辅助技术服务（assistive technology service）两部分组成。辅助技术装置是指各种技术和器具，也称为辅助技术产品、辅助器具或辅具；辅助技术服务是指有关人员对辅助技术产品的选择、适配、获取以及使用培训等方面提供的相应服务（肖菊英，2011）。视觉辅助技术是指用来帮助视障儿童进行视功能代偿或补偿，以促进其独立生活并充分发挥潜力的多种技术（助视器及软件等视障辅具）、服务（眼病诊断、视功能评估及助视器适配及使用训练）和系统（视障辅具研发、生产、供应、服务和管理）的总称。

视多障儿童由于合并的残疾种类不同，所需的辅助技术也有所区别。在0～6岁视多障儿童的教育康复中，除了与其他视障儿童一样要进行评估和适配适合的助视器具以外，还应根据个体兼有的其他残疾类型的需要，适配相应的辅助器具，享有相应的辅助技术服务。在这里，我们主要介绍几种视障儿童常用的辅助技术，以及其他几种在未来可能会广泛使用的辅助技术。

一、助视器具

对于大部分有剩余视力的视障儿童而言，利用助视器具帮助其学习和生活是非常必要和重要的。按照助视器具的作用原理，一般可分为光学助视器、非光学助视器和电子助视器。本书中仅简单介绍部分常用的助视器。

1. 光学助视器

光学助视器是借助光学原理来提高视觉效能，达到补偿视觉缺陷目的的。在视多障儿童的教育康复中，比较常见的有手持放大镜、眼镜式放大镜、立式放大镜、照明式放大镜，这几种光学助视器价格实惠，使用简单，能比较好地满足学龄前视多障儿童的需求。

（1）手持式放大镜（图8-1）手持式放大镜可以轻松改变读物与放大镜之间的距离，适合近距离阅读时使用，具有小巧轻便、价格便宜、实用性强等特点。有的手持式放大镜还带有光源（图8-2），可以更好地满足儿童对光线的需求。但是手持式放大镜受镜面面积的影响，

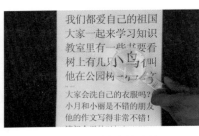

图8-1　手持式放大镜

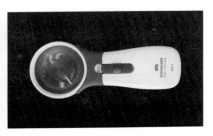

图8-2　带光源的手持式放大镜

更适合局部放大观察，对0～6岁儿童从局部到整体的认知能力有一定的局限；此外，对部分上肢功能发育不足的儿童来说不宜使用。

（2）眼镜式放大镜（图8-3）　一种形似普通眼镜但屈光度数较大的助视器，视野范围较大，对上肢功能不足的儿童比较适用。眼镜式放大镜主要是便于近距离视物，也可以在镜架上配合远用望远镜使用，但远用镜片配合使用后比较沉，且需要调焦，因此0～6岁儿童也不太适用。我国0～6岁视障儿童戴眼镜的比例还不是很高，这与家长的意识不足、没有帮助儿童养成配戴的习惯有一定的关系。

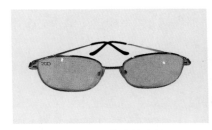

(a) 近用眼镜式放大镜　　　　　　　(b) 远用眼镜式放大镜

图8-3　眼镜式放大镜

（3）立式放大镜（图8-4）　一种将凸透镜固定在支架上的助视器，免去使用者不断地调节焦距，比较方便手部动作不是很灵活的儿童。但立式放大镜的不足之处在于儿童必须始终低头视物，不利于颈椎和背部的发育，所以使用这种放大镜时一定要注意应用的时间和频率，同时要注意休息。

（4）照明立式放大镜　有一些立式放大镜带有光源，放大镜面比较大，且可以随时调节角度来获得最佳的视觉效果。但它的缺点在于携带和移动不方便。

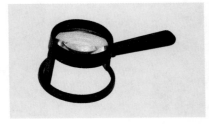

图8-4　立式放大镜

2. 非光学助视器

非光学助视器又称为护视助读设施，它不是通过光学系统的放大作用，而是通过改善周围环境的状况来增强视觉功能。非光学助视器可以单独使用，也可以配合光学助视器一起使用。

常用的非光学助视器包括可调节亮度和照明角度的灯具、阅读架和可调节桌面角度的课桌、大字读物、增加物品与背景的颜色反差，以及遮光帽和滤光眼镜等。滤光镜是避免眩光对某些眼病的视障儿童造成二次伤害的助视器。根据不同眼病的对光敏感性，又分为可对不同波长光线进行过滤的滤光镜。

3. 电子助视器

电子助视器是摄像机和电视机原理相结合的产物，又叫做"扩视机"或"闭路电视助视器"。其基本结构包括显示器、摄像头、照明系统、电源系统及各种功能操作按键和旋钮等，台式的电子助视器还包括可移动的阅读书写台面。其工作的基本原理是：摄像头通过摄取阅读架上读物的光学影像信号，然后转变成视频信号传递至显示器。常见的电子助视器有台式扩视机、携带型扩视机、袖珍式扩视机、头戴式扩视机等。

电子助视器有着光学助视器不可比拟的优越之处，例如它可以将影像放大几倍、几十倍甚至上百倍，还可以调节字体或图像与背景的颜色对比。台式电子助视器还可以用作儿童绘画写字的辅助，但体积较大，只适合于固定位置使用；便携式、袖珍式扩视机（图8-5）体积小、更轻便、便于携带，但是阅读视窗相对较窄，需要掌握一定的使用技巧，此外，电子助视器还存在价格偏高的问题。

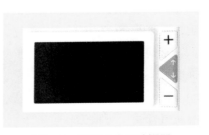

图8-5　便携式电子助视器

二、计算机网络和多媒体技术

1. 计算机网络技术

计算机网络技术的研发和提升，为有障碍的儿童提供了更多的学习机会和资源，以及更便利的学习条件。

一方面，网络教育资源日益丰富，能将更多的优质教育资源带到儿童的身边，使他们也能够和普通儿童一样，按照自己的需求随时随地接受教育。儿童通过聆听故事、练唱歌曲、学习语言，甚至与老师进行语音交流，不仅获得了知识，而且开阔了视野，提升了能力，有利于促进融合。例如，盲用录放机、读书机、MP3播放器是当前应用最普遍的有声读物设备，是视障儿童阅读有声读物的理想工具；普通儿童使用的早教故事机等，既可以听歌，又可以听故事，还可以当收音机，同样具有价格便宜、操作简便、易于携带的优点，所以深受视障儿童及其家长的欢迎。另一方面，随着信息无障碍理念的传播和技术的发展，残疾人专用软件得以开发，并在他们的教育和生活中得到广泛应用。比如，目前很多APP提供的儿童益智游戏，同样适合于视障儿童；还有一些APP专门训练孤独症儿童的社交和沟通技能，也适合于兼有孤独症的视障儿童的需求。

2. 多媒体技术

多媒体是特殊教育中应用最为广泛的一种辅助教具。多媒体以它声光电集于一体的特点，可同时提供多感官刺激，激发儿童的学习兴趣，提高儿童的学习效率。同时，多媒体不受时空限制，可为儿童提供丰富的感性材料，小到一粒原子、大到整个宇宙都可以展示在儿童面前。

在视障儿童的教育康复过程中，教师和家长对多媒体的制作应具有主导作用。可根据儿童的个别化需求，选择素材，自主调整颜色、大小、难度等；可以利用多媒体技术为儿童提供听觉材料，丰富其教育康复的内容和形式，甚至可以将一些儿童无法感知的视觉信息转换成听觉信息展示出来；还可以根据部分视障儿童（如合并智力残疾的视障儿童）反应慢的特点，放慢速度、多次循环进行教学。

三、生活和休闲娱乐辅具

视障儿童在日常生活中会遇到许多困难，生活辅具可有效地帮助其克服这些困难，提高其生活自理能力；休闲娱乐辅具可丰富儿童生活，发掘其潜能，增强其能力，方便与他人的沟通和交流，从而使其更好地适应环境。随着科技的发展，盲用生活和休闲娱乐辅具的种类和品种越来越多，补偿性能也越来越高。常用的休闲娱乐辅具包括盲人象棋、盲人扑克、盲人乒乓球、盲人足球、盲人排球等，在第九章中我们将结合娱乐休闲技能进行展示。很多盲用生活辅具的制作都运用了语音的听觉转换原理，如可触摸的语音手表、带声音的热水壶等。

四、针对其他残疾类型的辅具

结合合并残疾种类和程度的特点，在教育康复中，除了上述专门针对视障儿童的辅助技术外，视多障儿童可能还会用到其他的一些比较常见的辅助技术。

1. 助听设备

对于合并听力残疾的视障儿童，助听设备是必不可少的。助听设备可以帮助合并听力残疾的视障儿童多开辟一条信息获取通道——听觉通道，在一定程度上减轻听觉障碍，从而获得更好的康复效果。常见的助听设备有助听器和人工耳蜗。

助听器是一个小型扩音器，把原本听不到的声音加以扩大，再利用听障者的残余听力，将声音送到大脑听觉中枢，从而感觉到声音。自从20世纪初电子助听器被启用以来，助听器的结构并没有太大的变化，仍主要由传声器、放大器、耳机、电源和音量调控五部分组成。但是助听器各部分的体积逐渐缩小，音质日渐改善，可选择的种类也越来越多。

人工耳蜗是目前运用最成功的生物医学工程装置之一。由体外言语处理器将声音转换为一定编码形式的电信号，通过植入颅内的电极系统使听神经产生兴奋，以此来提高、恢复及重建耳聋人士的听觉功能。近二十多年来，随着科技的发展，人工耳蜗产品的更新很快，在临床应用上取得了很大的成效。现在全世界已把植入人工耳蜗作为神经性耳聋的常规干预方法。

2. 助行设备

助行器即指辅助行走的器具，主要适用于合并肢体残疾、脑瘫的视障儿童，帮助他们进行物理康复，如矫形器和助步器。矫形器是指装配于人体四肢、躯干等部位的体外器具的总称，其目的是为了预防或矫正四肢、躯干的畸形或治疗骨关节及神经肌肉疾病并补偿其功能。助步器是一种步行撑扶工具，供行动不便、外伤、偏瘫患者等使用。对于0～6岁下肢功能发育不全、背脊部肌肉无力或兼有脑瘫的视障儿童来说，是他们学习迈步、移动身体、走路的必需辅具。

3. 辅助与替代沟通系统

通过使用辅助的或非辅助符号来扩大或代替自然语言或书写技能的辅助与替代沟通系统（augmentative and alternative communication system，AAC）对于兼有严重沟通障碍的视障儿童来说也同样适用。它能帮助有严重沟通障碍的个体发展接受性和表达性语言的能力；也有研究将其作为孤独症儿童沟通训练的主要辅助技术之一。针对兼有孤独症、言语障碍或其他沟通障碍的视障儿童，则需要在此沟通系统的设计上进行一定改造，例如图片的选择更加便于低视力儿童辨认，图片的对应处可增加可触摸感知的辅助信息。

第三节
促进视障儿童使用科技和辅助技术能力的方法

目前辅助技术在我国学前视障儿童教育领域的普及率和使用率仍然较低。近几年，我国学者对辅助技术在特殊教育中的应用研究发现，视障和听障学生在教育过程中使用的辅助技术最多；且视障教育中使用的辅助技术种类明显比听障教育多。可见，辅助技术对视觉障碍的补偿效果是毋庸置疑的。然而，我国0～6岁视障儿童和视多障儿童的辅助技术发展并不乐观，一是可供低龄儿童使用的辅助器具不多，有待开发，由于使用者人数限制，许多器具的价格对于家庭来说还是比较昂贵的；二是家庭和社会普遍缺乏对辅助技术的了解，使用辅助技术的意识不足；三是提供辅助技术服务的专业人员缺乏，家长和儿童难以得到准确和及时的指导；四是低龄儿童使用的辅助器具需要经常评估和更换，加上儿童认知发展水平的限制，儿童要养成使用辅助器具的习惯比较难。

可见，要促进视障儿童使用科技和辅助技术的能力，需要综合多方力量来丰富能力促进的方法。

首先，科技和辅助技术提供主体应在服务质量上不断完善。目前，国内生产视障辅助技术的主体数量是可观的，因为各科技产品研发公司集团、高等院校等均设计相应产品的探究。但是，生产主体管理者的质量服务理念还未充分意识到无障碍通用设计在科技辅具设计中的运用，实际上从幼儿至老年人都可能会成为某一项产品的客户。每一项新技术产品的产生，往往会因为其受益者众、受益者的零距离使用而焕发较为持久的生命力。这不仅需要技术人员完善产品本身的无障碍设计，还需要公司或机构管理者完善专业人员团队，进而不断提升技术服务提供的专业性、宣传的可靠性。

其次，家长是促进0～6岁视障儿童使用科技和辅助技术能力的中坚力量。在现有的科技和辅助技术发展水平之上，家长可以结合自己与（康复）教育机构教师的教育经验，发展出许多灵活可行的方法。如：

在视障幼儿很小的时候，结合医学专家的建议，为儿童设置合理的家庭非光学助视器，如适宜的灯光照度，让儿童及早地适应非光学环境。

在儿童语言发展关键期（0～3岁），如果发现儿童伴有听觉障碍，及时通过各种途径咨询相关助听设备，及早地让儿童发展语言，与助听器之间不断磨合。

在儿童自主交往、自主游戏能力发展的关键期（3～6岁），如果发现儿童伴有沟通、注意力及行为障碍，及时结合机构教师教学材料、家长与儿童日常沟通图片等建立辅助与替代沟通系统，让儿童在生活与学习中与沟通辅助系统融为一体。

伴随视障儿童的感知觉发展，认知能力在其感知信息、适应社会生活的过程中占据着越来越重要的地位，需要不断征询教育教师的建议，寻找专业的辅助技术公司主体，为儿童匹配合适的光学助视器，或非光学的学习助视器（如可调节课桌、大字读物等）。

重度视障儿童在5～6岁会为进入特殊教育学校或普通教育学校环境不断做调整，这时，家长应不断关注、了解重度视障儿童开启学校生活需要具备的电子助视器使用能力、运用计算机网络的能力等。

另外，0～6岁（多重）视障儿童在发展的过程中，应该具有和明眼儿童同样的权利：可以玩耍游戏的同样项目即接触同样的生活和娱乐辅具。只是稍加选择合适的工具：如盲人乒乓球和足球等、可触摸的语音手表等。

希希的辅助技术使用训练方案

基于以上方法理念，我们回顾一下案例中希希在使用辅助技术中存在的潜在问题，针对这些问题拟制定以下训练方案。

1. 不断归因，探寻缓解"对某种声音产生恐惧感"的途径

例如，如果希希是因为有一个听起来不友好、不可爱的人在那里讲话，而不喜欢其所表达的内容。成人可以创设这个声音产生的情景或与希希共同进入真实的生产场景，体验产品工作原理，从而使希希能够更为准确理解这个声音所蕴含的意义，消除紧张感。

2. 逐步发展自我调节语音辅助软件与电脑辅助技术之间使用比例的能力

运用特定特点辅助技术的习惯是与希希成长规律相辅相成的。首先，在0～6岁成长的时期，同样处于探索周围世界"是什么"的时期，其他小伙伴是处于如何游戏，探索童年是什么的时期，因而语音辅助系统可以帮助希希了解世界，听故事听儿歌，进行游戏，所以必将占据重要的地位。而进入学习阶段，不仅会迎来较多的作业量，还会迎来较多的课堂听觉注意量，可能用到录音辅助技术，同时涉及对计算机辅助技术和语音处理技术的使用。所以，今后需要引导和发展希希调节不同辅助技术的基本能力。

第九章

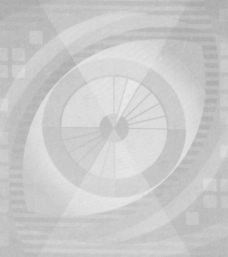

视障儿童
娱乐休闲技能的培养

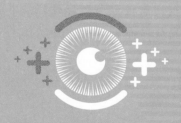

《儿童权利公约》第31条要求缔约国确认儿童有享有休息和闲暇，从事和儿童年龄相宜的游戏和娱乐活动，以及自由参加文化和艺术活动的权利。其中休息包括基本的身体和脑力娱乐以及睡眠的需要；闲暇是指一个人能够有时间和自由去做自己想做的娱乐；娱乐活动包括为愉悦自己所选择从事的所有活动；游戏则是发展儿童社交技巧和个人技能的重要手段。通过有益的娱乐，可以增进儿童健康，丰富儿童情绪，也有助于儿童了解自然，增进对自然的感情。视障儿童也不例外，拥有娱乐休闲技能一方面是与尊重其生命权、健康权、发展权一致的，另一方面，娱乐休闲中技能和其中蕴含的教育功能可以很好地促进他们社会性的发展，为他们的人生发展提供支持。

第一节
案例分析

菁菁，女，5岁7个月，全盲。

菁菁在家长的眼里是一个乖巧懂事的小女孩，但是大家都担心她过分安静了。父母每天上班，家里是奶奶在照顾菁菁。奶奶忙家务的时候，菁菁就和她喜欢的毛绒小熊一起，或者听听儿歌录音，有时候坐在凳子上就睡着了。因为没有上过幼儿园，也没有什么朋友，在日常生活中她也很少提出要求，家长让她干什么她就会执行，如果家长不安排，她一般就是坐着。现在菁菁马上就要开始上一年级了，家长担心她到了学校很难适应，还怕她会受到欺负。

原因及问题分析如下。

（1）没有和同龄儿童交往的经历　菁菁的性格比较安静，小的时候外出和周围小朋友一起玩的时候，玩具曾经被小朋友拿走，发生了一些不愉快，因此家长不愿意带孩子外出和其他小朋友一起玩，怕孩子受到欺负。而且由于没有能够接受孩子的幼儿园，菁菁一直没有上过幼儿园，没有同龄的小朋友，也不清楚如何和小朋友交往。

（2）没有养成运动的习惯　家长对菁菁非常爱护，因为菁菁比较瘦，冬天的时候还容易感冒。因此，他们认为菁菁的身体体质比较弱，旅游会让孩子很疲劳，所以一般就是带孩子在周围的社区和公园走一下。孩子的活动量很小，也不愿意活动，虽然粗大运动发育得还不错，但是肌肉的力量明显比较弱，耐力也显得不足，如果走路活动的时间长了就会劳累。

（3）对各种娱乐没有明显的喜好，缺乏在公众面前表现自己的欲望　家长曾经给菁菁买过一些玩具，但是她很少玩，也没有表现出特别的兴趣，家长认为她可能不喜欢这些玩具，以后就很少买了。她比较喜欢听儿歌，还会唱一些流行歌曲，但只喜欢自己在家里唱，不愿意在别人面前表演。和自己的毛绒小熊在一起的时候，菁菁经常和它说话，但是当家人问她的时候，就很少开口。

对于马上就要进入小学的菁菁，应该怎么做呢？

训练方案见本章第三节，请您了解相应的内容与康复原则方法后，对照进行思考应用。

第二节
视障儿童娱乐休闲技能培养的内容和特点

休闲与空闲是意义完全不同的两个概念。空闲是指的无事可做、无所事事的状态，而休闲则是指解除人们身心疲劳的有益方式，是对人们身心的一种恢复和补偿，是与社会劳动相对应的一种活动。空虚、游手好闲的人也就无所谓休闲，因此，休闲在带给人愉悦感的同时，是能够提高人们的身心健康，并自由表达人们对生活的选择。培养恰当的娱乐休闲技能，能够丰富视障儿童的生活，提高他们的学习和工作效率，增强他们与普通儿童交流和沟通的能力，提高他们相互的身份认同感，增加与家庭及周围人之间的凝聚力。

一、视障儿童娱乐休闲技能培养的内容

1. 培养丰富的娱乐休闲技能

娱乐休闲有多种方式，如运动、阅读、文艺、旅游、参观、观看演出、棋牌等，儿童小的时候，通过家长有意识地引导和培养，特别是家庭的集体活动，往往孩子的娱乐休闲习惯会在潜移默化中被养成。如果这个时期，孩子很少进行相关活动，就有可能在意识习惯上忽视这些技能的养成。

有调查显示，残疾青少年排前三位的娱乐休闲分别是看电影电视（64.9%）、一个人发呆（38.9%）和上网（20.6%），而体育运动（6.9%）、旅游（2.3%）、参观展览和博物馆（1.3%）、看演出（2.4%）等户外活动参与率较低（唐慧，2014）。这种情况在视障群体中也同样存在，许多视障青少年的娱乐休闲处于足不出户的状态，把"一个人发呆""听小说""网络聊天"作为打发时间的主要方式，这固然有现实环境限制的原因，也与他们在儿童时期没有掌握丰富的娱乐休闲技能有关系。这样的现实也会影响到他们的社会交往，通常在孩子的群体中，"不会玩"的孩子往往不容易找到朋友。当他们长大以后，娱乐休闲经历的贫乏也会使他们难以和同龄孩子找到谈论的话题，不但产生心理上的落差，还失去许多共同"游戏"的机会。

2. 重视体育休闲娱乐

体育休闲娱乐是指在家庭、学校、社区以及在闲暇时间从事自己喜爱的身体娱乐活动。体育休闲娱乐以增进身心健康、获得个人幸福感以及提高生活质量为目标，内容包含广泛，从休闲散步到高强度体育活动，从放松类的身体活动到极限运动都可以包含在其中。

体育休闲娱乐活动不但能促进人们健康意识的树立与终生运动习惯的形成，还能在获得乐趣和增强自信心的同时，在运动失败中磨炼意志，对积极的性格特征、意志品质和行为方式的形成有重要的影响。通常，有一定体育技能的儿童在团队中容易获得他人的关注，可以彰显其个性魅力，在团体体育活动中表现突出的人有较强的协同合作和领导能力。参加体育休闲娱乐活动还有助于宣泄不良情绪，缓解心理压力。户外的体育休闲娱乐活动，如跑步、打球、放风筝、露营、轮滑、滑雪、马拉松、攀岩等，让儿童在更好锻炼体力的同时，能更紧密地接触大自然，掌握生存能力与生活技巧，丰富人生经历。

3. 培养改造、创新娱乐休闲方法的能力

研究表明，支持残疾儿童参与适宜的游戏，既可以促进他们社会技能的提高及其社会性发展，又可以促进他们认知的发展。游戏可以帮助残疾儿童之间或残疾儿童与普通儿童之间发生社会性交往，游戏的工具性也可以用来促进残疾儿童的学习与发展。现实中，视障儿童参与游戏特别是群体游戏较少，一方面是由于他们与其他儿童共同游戏时难以及时关注各方面变化，在游戏中容易处于"劣势"和被忽视状态；另一方面也是因为现有的游戏工具只关注了普通儿童的需求，并不适于视障儿童使用，这些娱乐游戏方式和设施通常需要进行改进以"加深部分感知觉的刺激来让他们得到有益的恢复或者快乐的体验"（臧国超，2014）。

因此，作为家长，不仅应关注孩子在某些方面的问题，而且应研究他们独特的游戏特征，某些情况下对游戏过程予以适当的干预（如在游戏中给他们一些提示和帮助），使他们得到游戏中其他小伙伴的支持，以保证他们平等的游戏权利。同时，成人应对视障儿童的游戏环境和游戏工具进行适当改造，以方便他们使用。更重要的是，随着儿

童年龄的增长，应当培养和发展他们的创新能力，使他们在参与各种游戏活动时，可以根据自己的需求，摆脱以往活动规则的限制，发挥其丰富想象力去创造新的规则和新的游戏种类，改造或创造新的游戏工具。在思考和制定游戏规则、改造或创造游戏工具、进行游戏组织的过程中，体会快乐，也锻炼自身的思维和组织能力。只有这样，才能让视障儿童真正成为游戏中的"主人"，和其他小伙伴们"平等"参与游戏和享受游戏。

4. 重视阅读习惯的养成

阅读是人的一生中获取知识信息、发展智力最重要的途径。儿童语言发展是自然的习得过程，在正常的家庭环境中，大多数儿童都能够自然习得相应的语言听说能力，这对于视障儿童来说也是一样的。通常我们会认为视障儿童的语言表达能力与普通儿童并没有太大的区别，但是在书面语的表达、知识面以及阅读理解水平等方面还存在一定的问题，这与视障儿童阅读习惯缺乏有较大的关系。

早期阅读有利于学前儿童观察力、专注力、想象力、灵敏度、思维能力的发展，养成良好的听说习惯、习得最佳的语言模式、使用恰当的语言进行交往、创造性地运用语言。阅读也为儿童打开了一扇通往世界的大门，通过阅读，儿童可以不断丰富知识、获得情感的体验和艺术的熏陶。有阅读习惯的儿童其语言组织和应用能力更强，知识面更宽，积累的词汇也更多，更善于和他人交流，获得终生学习的潜力。

二、视障儿童娱乐休闲技能的特点

在对视障儿童娱乐休闲技能培养时，应关注他们的自身特点，才能规避问题，有针对性地进行培养。视障儿童娱乐休闲技能主要有以下特点。

1. 休闲娱乐意识不强

受到视力障碍的限制，多数视障儿童上学前的活动空间以家庭为主，交往人群也集中在家庭成员中。3～6岁是普通儿童进入幼儿园学习的阶段，这个阶段中，游戏是他们最主要的娱乐方式，在集体游戏中儿童能够学习社交技巧，锻炼沟通能力，在幼儿园丰富多彩的活动中学习更多的娱乐技能。但受到客观条件影响，许多视障儿童未经过幼儿园的经历，这也使得他们与普通儿童或其他视障儿童共同游戏的机会变少。相对幼儿园来说，家庭提供的娱乐项目也较为单调，这也造成许多视障儿童的休闲娱乐意识不强，很多时候和"闲待着""睡觉"混为一谈。

2. 娱乐休闲动机较弱

受到视力因素的影响，视力障碍儿童对外界事物观察感知的能力有所减弱。一方面如果缺乏成人的引导，他们难以主动观察到各种娱乐休闲的方法，并且独自参与和完成；另一方面，成人对他们安全的担心也会使视障儿童主动探索的兴趣下降，甚至出现恐惧，这些因素使得视障儿童娱乐休闲动机较为被动。在日常生活中，我们经常可以观察到，如果家长没有安排，视障孩子特别是全盲的孩子往往会独自安静坐着，或者以听歌、听故事为主，这种习惯可能会在成年后显得更为突出。

3. 体育娱乐休闲缺乏

目前看来，视障儿童普遍户外活动较少，特别是体能运动的参与率低。据靳秀兰等对视障青少年体育锻炼习惯调查数据显示，经常参加体育锻炼的视障学生不足总人数的一半。周末活动安排调查数据显示，在多选项目中，选择室内娱乐和学习为主的学生分别占总人数的98.89%和97.78%，户外活动占总人数的43.33%，显示他们的活动范围大都在教室内。

许多家长认为，因为难以敏锐观察到周围环境的变化，视障儿童参与体育活动时容易受伤，跑跑跳跳时的危险太大，不如听听故事、在座位上玩玩玩具。还有家长认为"孩子都看不见周围的景色，出去旅游有什么意义"。其实在保证安全的前提下，视障儿童同样可以参加很多体育运动，如和父母一起旅游、在公园散步、跑步、游泳、练习瑜伽等，运动的同时也是孩子和家长加强沟通、联络情感的良好机会。其实，缺乏体育休闲娱乐技能已不仅是儿童自身的问题，反观家长自身很多也是如此，这与许多家长没有养成这样的习惯并从中得到乐趣有关。

缺乏体育运动不但会影响视障儿童的身体素质、运动能力的发展，还可能对孩子的生活规律产生影响。如有的家长反映孩子晚上很晚才入睡，睡眠时间较短，吃饭挑食，这就可能与日常进食高热量、高蛋白饮食过多以及活动量不足有密切关系。

4. 兴趣较为单一

视障儿童的主要困难是难以正确判断时间、空间，需要更多的时间探索周围环境，这也导致他们的运动、语言、自我意识、想象力等领域的能力受到一定的影响，容易影响他们的游戏技能的发展。所以有研究认为，他们经常进行重复的单独游戏，而较少出现自发性游戏，更多的是被动接受游戏技能。在与同龄儿童的游戏过程中，非语言交流能力不足影响了他们的游戏交往及其他交往。另外，由于家长担心视障儿童的安全，也限制了他们游戏参与的人员和种类，所以，许多视障儿童与成人游戏的频率明显超过与同龄儿童的游戏，在游戏的种类上也比较单调，多为一些安静的、利用言语交流而较少肢体动作的游戏。

5. 缺乏阅读的习惯

阅读能力和语言发展的学习不同，它"并不是先天具备的，儿童阅读能力的发展需要一个长期的过程，依赖于幼儿时期的早期阅读教育。"（舒华，李平，2014）普通低龄儿童的阅读主要以图画为主、以文字为辅，一般可以在市场上直接购置到这样的读物。而适合于视障儿童的读物却很少，一些书籍虽然印刷精美，但是色彩过于繁杂，字体较小，不适合低视力儿童阅读。针对全盲儿童的读物更是少之又少，由于盲文是一种拼音文字，视障儿童低龄时学习盲文的困难非常大，所以单纯的盲文书籍并不适合他们，市面上又几乎没有成熟的触觉书籍出售，即使有，种类也很少，且价格相对昂贵。因此，这些因素也对视障儿童阅读习惯的养成造成了不利影响。

第三节
培养视障儿童娱乐休闲技能的方法

对于视障儿童来说，休闲娱乐技能的培养是十分重要的。作为视障儿童的家长，针对孩子的特点，培养他们丰富的兴趣爱好，尝试各种类型的运动和游戏，能够在强健身体的同时放松心情，对于孩子的综合素质发展是十分重要的。

所有的视障儿童都具有一定的参与游戏的能力，尽管他们参与游戏的能力、游戏水平及复杂程度都不尽相同。家长应首先肯定孩子的能力，不能因为孩子参与游戏存在困难而忽略他们对娱乐的需求。同时要相信儿童自身的判断力，给予他们充分的自由决定休闲和娱乐的时间和内容，这对很多家长来说是一种挑战，不但需要家长有足够的耐心，还需要有支持他们的各种方法和技巧。有时，因为我们会担心他们在独立游戏或与同伴游戏时受伤，难免忍不住进行指导和协助，但是我们必须能够协调指导性游戏与自发游戏之间的关系，保证他们拥有自发游戏的机会。

家长应能够正确理解自己孩子在娱乐中所面临的挑战，掌握调整环境或使用不同的辅助技术来鼓励他们探索游戏的可能。比如创设适宜的游戏条件，在游戏中适当设计一些需要触觉或听觉来完成的环节，让他们和普通儿童在游戏中处于"平等"状态；在游戏设施中借助他们敏感的触觉来设置游戏路线的导向，同时必要的地方使用语音提醒等，让他们能够独立完成活动；适当改造一些游戏工具，让它们更容易被视障儿童所使用，如颜色鲜艳又有不同触感的玩具、里面装有铃铛滚动可发声的球、带触觉提示的扑克牌或象棋等。当然借助现代科技，我们可以制作出更多的适合视障群体的娱乐项目，如现在已经出现了专门为视障人士开发的网络游戏。

正确对待视障儿童与普通儿童在游戏及与同龄人交往中的表现的确是一件复杂的事情，"成人既要通过游戏帮助儿童发展社会交往能力，又要帮助儿童在游戏中变得自由独立。"（朱丹，曹中平，2005）从而使他们真正从娱乐中获得乐趣，并享受和同伴交往的过程，这将为他们今后的快乐人生打下基础。

视障儿童的家长应关注他们在学前阶段培养浓厚的阅读兴趣和养成良好的阅读习惯。儿童的阅读素养包括理解水平、阅读目的和阅读习惯的养成，需要在家庭中开始培养。家长可以和孩子一起在睡前或其他时间进行讲故事的活动，而不是将看电视和听录音作为这个活动的替代。通过大量的阅读培养他们的阅读兴趣，当孩子对其中描述的事物不理解的时候，给他进行讲解，这会让他非常开心。

家长可以从以下的内容中得到提示，这些方法并不唯一，可以根据孩子的实际情况进行调整和改编。

和我一起进行户外的体育活动，在安全的地方让我自由奔跑，当然可以将听声训练加入其中，让我按照您的击掌声和您进行"追赶"的游戏。

和您一起做运动是一件非常开心的事情，从事共同的运动会让我十分开心，如爬山、游泳、做瑜伽、跳绳、拍球等，我们可以每天安排一些共同运动的时间，周末进行外出的活动，共同锻炼身体。

我听说在残疾人奥运会上，视障人可以参加许多比赛，像田径、游泳、柔道、门球、足球等，我相信我也是可以的，所以我要从小进行锻炼。

　　带我旅游和参观各种展览会开拓我的眼界，即使我看不清周围的事物，我也能感受到大家愉快轻松的心情。通过您的讲述，我能够逐渐认识大千世界，从中学习到很多东西，获得乐趣。在这个过程中，如果是可以触摸的物品，您可以让我触摸来认识它们。

　　请放慢速度，让我选择自己想要玩的玩具，我可能没有您想象的那么快，因为我需要通过触摸和您的描述来逐渐熟悉它们，并从中得到乐趣。

　　模仿您的日常活动，并和小朋友们进行各种角色扮演游戏很有趣。我和其他小朋友一样，喜欢动物或洋娃娃的玩具，我们可以用这些玩具进行游戏，这可以帮助我理解人与物之间的社会关系。

　　如果我和小朋友游戏时的玩具不太适合我，请帮我对它们进行一些改造，比如在我不能区分颜色的相同形状积木上贴上一些标识，这样当小朋友要一个"绿色的方块积木"的时候，我可以找到它。

　　有一些为视障人设计的娱乐游戏工具，比如盲人用五子棋、跳棋、象棋、扑克，我们可以一起进行游戏。等我长大一些，跳绳、盲人门球、足球也是我可以练习的活动。

　　请和我一起读各种书籍，我们可以在每天的固定时间内进行这个活动，这样我就可以逐渐养成阅读的习惯。通过读这些书，我可以更多认识世界，认识书中的角色和人物，扩大知识面。同时还让我理解书面语和口语之间的差别，让我今后能更好地掌握语言文字这个工具。因为我以后要上学、阅读题目、写作文。

　　您可以和我在阅读书籍的时候一起练习朗读，美好的文字、优美的语调、文章诗句中包含的情感，都会让我感到快乐！当我掌握后在大家面前表演，这也会成为我的小才能！

请和我一起制作一些触摸图书，这些书并不需要多么包装精美。当我小的时候，收集各种材质的材料，将它们贴在一起，可以让我认识粗糙和细腻、各种颜色，这就是一本很好的触觉书；当我长大，我们就可以在图画书中展现故事情节了，如果加上盲文，这就是一本棒极了的故事书。

您还可以选用一些高科技产品，如热敏图制作和盲文打印技术，自己设计图案，来DIY咱们的触觉图书。

◎ 示例

菁菁的娱乐休闲训练方案

在以上原则和方法的指导下，针对本章内容中的菁菁小朋友，康复人员又提出了哪些能够帮助菁菁和她的家长的方案呢？

通过和家长的共同讨论，康复人员和菁菁家长共同制订了她的近期目标，希望通过这些训练能够让菁菁在生活中拥有更多快乐，也消除菁菁家长对她今后入学时的担心。

1. 安排自己的时间，逐渐形成时间观念

家长和菁菁一起制订每天的活动时间表，规划好每日的学习和娱乐休闲的时间，时间安排上要和学校作息时间尽量同步，如早晚休息时间、进餐时间、上课时间等。开始时，可适当缩短学习时间，随着孩子的适应，再逐渐增加到正规的一节课即40分钟时间。

2. 在每日活动中增加运动和游戏的时间段

开始可以由家长和菁菁一起共同完成，有计划地设计一些运动和游戏的项目，遵循由简单到复杂、由低强度向高强度的规律。这些运动和游戏可根据孩子身体情况和家庭的实际情况，在家里或室外进行。

如可在家中进行的"坐传球"游戏，由家长和菁菁围坐在一起，按照口令将球传递给每个人，可顺时针、逆时针传递，也可以前后传递。待孩子的力量和准确性都增强后，可以考虑在室外进行这个游戏，如将传球的距离"升级"，让孩子需要走几步找到家长，把球传给家长，再慢慢加大距离、提升速度。之后，还可以进行"抛球传递"的练习。

此外，还可以根据孩子比较文静的特点，购置一些积木、拼插类的玩具以及一些可以和家长共同进行的游戏如五子棋等，锻炼孩子的手部力量和精细动作以及记忆力和思维能力等。

3.寻找同龄小朋友交朋友

最好是能够让菁菁在附近幼儿园或者是盲校的学前班级进行一段时间的适应，更多地接触小朋友。如果限于条件难以满足，也可以邀请朋友家或亲戚家小朋友来家里玩，或和家长外出到公园游玩的时候，参与其他小朋友的游戏中。需要和菁菁解释，小朋友拿走自己的玩具可能只是想表达要和自己一起玩的意愿，这时候不要害怕，而是要主动进行询问，尽量和大家一起玩耍。

4.培养阅读习惯，练习表达能力

家长要和孩子一起为入学的转衔做好准备，培养孩子的阅读习惯，家长可以和孩子在每天的学习安排中进行阅读训练。选择适合孩子年龄的书籍，如童话、故事书等，家长先读给孩子听，开始时家长可以设计一些问题来问孩子，看一看孩子是否已经听懂了书中所表达的内容。设计问题时一定要具体，避免"你听懂了吗？"这样泛泛的问题，而是询问一些具体的问题，如"故事里有几个小动物""这些小动物叫什么名字""小白兔一共有几个好朋友"等。然后逐渐鼓励孩子提出问题，并总结自己刚才听到的故事。鼓励孩子在家人面前说出自己的想法，表达自己的需求。可以为孩子营造一种仪式感的氛围，比如站在大家面前进行表演，说完后，大家鼓掌表示鼓励。

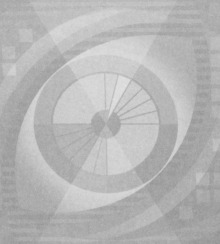

CHAPTER TEN

第 十 章

视障儿童
自主决定能力的培养

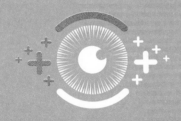

有学者认为培养人的自主决定能力（self-determination skills）是教育的终极目标（Halloran，1993）。儿童在成长的过程中会参与很多类型的活动，在这些活动中大多会涉及各种行为－目标的管理，这对于其自我认知、自我规划能力的发展等具有重要的意义。自我认知与规划能力的发展对所有的特殊需要儿童而言具有重要的影响。如会影响其是否能更好地参与个别化教育（转衔）计划，并在制定计划的过程中做出相应决定的能力，在制定个别化教育计划的过程中，对特殊需要儿童表现出合理的教育决策倾向（如喜欢某一早期安置环境），有利于提升整个个别化教育服务的质量，进而有助于特殊儿童适应社会环境、追求有意义的生活及在整个主流社会中享受完全融合的权利等（徐胜，张福娟，2010）。

视障儿童早期自主决定意识的培养，将对他们成年后自主决定能力和态度的形成至关重要（Erwin，Brown，2003）；是使视障儿童成功地进入成人社会、参与社会生活的前提（Field，Martin，Miller，Ward，Wehmeyer，1998）；也是衡量其生活品质的核心要素（Schalock，1996）。因此，应该在视障儿童早期发展阶段即允许并鼓励其自主决定能力的发展。

在视障儿童教育领域，自主决定能力为视障儿童扩展核心课程（expanded core curriculum，ECC）（Halten，1996）。该领域课程的目的是要培养视障儿童具有初步的选择能力和解决问题的能力（choice-making and problem solving）、自我调节和控制（self-regulation）、参与的积极性（engagement）（Palmer et al，2012）、自我认知的训练、维护自身权益、专注力等（Halten，2000）；使其早期的行为具备一定的目的性、自我调节性、自我实现等特点（Wehmeyer，Palmer，2000）。自主决定能力的培养贯穿视障儿童视觉功能、认知、感官补偿等技能培养与发展过程的始终，不仅能促进其自我管理能力的发展，还有助于其综合能力的提升。

第一节
案例分析

希希，6岁，全盲，女生，融合学校一年级学生。

下面让我们来看看希希的一日社会大课堂活动。

在融合班级组织的社会大课堂之"鹿世界主题公园一日秋游"活动前一周，班主任老师在班级公布秋游活动日期，并与资源教师商议，如果希希要参加该活动，需要资源教师在秋游当日专门陪同。

希希回家之后向妈妈表达了自己想去秋游的意愿，并且做出了要去的决定。在秋游日前一天，妈妈按照她说出的食物清单购买好活动当天的食物。晚上，和她一起将所需用品分类放入书包。在秋游当日，资源教师与希希一起按照班级的规划安排参加各种活动，资源教师除提供必需的言语、行走辅导外，在每项活动之前，资源教师询问其是否有参加的意愿，随后按照其意愿开展相关安排。活动归来后，在妈妈的辅导下，完成了"秋游"主题的家庭画报作业。

有人可能会问："希希在秋游活动中做出参加某项活动的决定之后，活动全程是自己独立参加的吗？如果有介入过多帮助的话，这个自主决定是否有失科学性呢？"

就希希参与的每一项活动而言，90%的活动程序是其独立完成的，辅助人员仅根据其需求提供了额外的口头提示与活动准备工作（如寻找活动场地、将携带品放在班级特定位置等）。

从希希的一日游活动中我们看到了非常多值得大家学习的方面，这与希希的家庭教育是分不开的。首先希希的重要家庭教育者为妈妈、外祖父母，妈妈接受过高等教育（博士学历），有较强的学习与实践视障儿童早期教育的能力，秉持生活、自然教育的理念。随着希希的不断发展，家长会逐步培养其在每个发展阶段应具备的自理、认知及动作能力。外祖父母在日常生活中，在开展家庭活动之前会先和她协商，如沟通做餐的内容后方准备特定的家餐。希希进入了融合班级环境参与普通教育活动，在进入环境之前已经具备了基本的自我认知能力和比较强的自我行为调节能力，并且已与班级同学之间发展了初步的友谊，对班级规则要求有了较好的掌握。

当然，希希的发展中也存在一定潜在问题。如伴随希希不断发展的多元认知与需求，对自我决定的目标层次也在提升，适当支持若不到位，将直接影响其某项自我决策目标的实现。由于希希在融合环境中学习，有时会产生想和同班同学用同样的方式来完成学习任务等目标，超出其能力范围与家长、教师的工作负荷。

对于希希来说，我们在下一步的教育策略中又应该关注哪些方面呢？

详见本章第三节，请您了解相应的内容与康复原则方法后，对照进行思考应用。

第二节
视障儿童自主决定能力的内容和特点

自我决定的本质可以说是个人对自己优势、弱势、能力、效率和信心的理解（Field, et al, 1998）。当视障儿童按照自主决定的技能和态度要求开展行动的时候，他们有一定的能力去控制自己的生活、呈现自己在主要生活和学习场所的角色。对于0～6岁的视障儿童而言，家庭成员、教育机构教师等与视障儿童在开展游戏活动、实施教育康复的过程中，也会潜移默化地注入自主决定的内容与特点等，对视障儿童自主决定能力的发展起着重要的引导作用。

一、视障儿童自主决定能力发展的内容

Halten在补充视障儿童扩展核心课程之自主决定课程的同时，明确了该课程的主要内容，主要包括自我认知、决策能力、解决问题的能力、确定目标的能力、维护自身权益、自我调节、控制和专注力等（张悦歆，2017）。国内学者围绕独立自主、自我调整、心理赋权、自我实现四个方面对我国智力障碍青少年的自我决定开展了丰富的实践研究（徐胜，2012）。综合0～6岁视障儿童发展特点，本书采取Halten的概念内涵较为合适。其中，决策与确定目标的能力可合为制定决策的能力；解决问题的能力、自我调节和控制等能力统一于调节能力，所以，0～6岁视障儿童自我决定能力的培养可以围绕自我认知、制定决策（目标）、自我调节三个方面的内容进行阐述。

1. 自我认知能力的培养

每个主体的自我认知包含其对自身作为"我是什么"和"我能为自己带来什么意义"的一般性的、全面的了解（张元，2013），简单地说就是"我"对"自己的理解与评价"。交往沟通一般是所有儿童自我认知的重要纽带，视障儿童也可以主要通过语言在与其他儿童、成人等互动、互换信息的过程中，通过对方的言语、情绪反应、评价等不断获得对自己角色、能力的认知以及调节对自己的评价。另外，所有儿童都会潜意识里运用模仿的心理来提升自己认知，视障儿童也会慢慢不自觉地向表现比自己好或与自己表现一致的小伙伴看齐，这也是一种健康的比较心理，可以让儿童借机审视自己与小伙伴存在的差距，进而不断提升自我与完善自我，在这个过程中也会产生对自己不同程度的评价。

当然，受儿童其他方面能力发展水平的影响，如视障儿童交往沟通的动机水平和能力发展不同，有的畏惧、排斥交往，交流沟通时语言能力与非语言能力发展不平衡等，会影响其通过交流沟通等提升自我认知的能力。需要进一步在其社会交往能力等培养的过程中融入自我认知的内容。

2. 制定决策/目标能力的培养

在这里，制定决策和（或）制定目标是内涵一致的两个概念，是指个体基于自我认知所做的相关决策或目标（倾向），涵盖于儿童日常生活自理活动、学习活动、交往活动的方方面面。明眼低龄儿童，可以在看到某一物体或情境时，运用自己的语言或非语言沟通能力来向周围人表达自己"想获取到某特定物品""想进入某一活动场景"的小目标；通过观看幼儿园日常安排表，就可以慢慢习得"日程计划"的概念，了解自己日常活动的不同阶段目标等。视障儿童只是感受物体与客观抽象概念的视觉通道受限制，需要在其早期成长环境中，由周围人及时有效地向其描述周围事物，或提供触觉感知途径等。

以上这种日常教育受家庭人员、机构教师的能力与耐心因素影响较大。可以从重视发展儿童的计划性为切入点。跟随视障儿童身心发展特征，在低龄阶段由父母向视障儿童讲解一日的计划，到3岁之后父母与儿童合作制定一日计划，再到5岁起儿童独立地制定计划等。这种日常计划可以扩展到儿童游戏、参与教学活动等场景中。

3. 自我调节能力的培养

自我调节能力不仅包括儿童对自我的情绪、行为及社会互动的控制能力，还包括监控自我认知过程的能力（例如注意力）与坚持完成任务的能力（于涛，盖笑松，2011）。这种能力在儿童确定目标后采取合适的行为以达到既定目标具有重要的意义。儿童一般在参与游戏、开展认知学习活动的过程中，会不断根据规则的要求调节自己的行为、情绪情感等以达到活动的目标要求。视障儿童亦然，也会在参与游戏活动的过程中不断取得或多或少的发展。如同伴阅读活动（Buddy Reading），两位儿童分别拿着附有耳朵、嘴巴的触摸图片，分别扮演倾听者、朗读者（Leong，2010；Diamond et al，2010），在同伴阅读的活动中，儿童遵守共同的规则调节自己的行为，并随着角色的改变遵循新的规则，在游戏中不断发展自己认知灵活性和抑制控制能力。

不难发现，部分视障儿童会因为观察不到对方的情绪反应或对方偶尔出现违背规则的情况等，很快地产生急躁、发脾气等情绪现象，干扰整个活动目标的实现等。视障儿童在调节自己情绪、社会互动能力的道路上，一直需要引导者耐心地引导。

二、视障儿童自主决定能力发展的特点

从自主决定能力的含义来看，自主决定是个体自我综合能力的表现，视障儿童自主决定能力的发展遵循明眼儿童自主决定发展的一般规律，根据个体所处身心发展阶段及其经验积累不断推进。儿童自主决定的内容、目标层次伴随其认知水平发展而不断提升，对个体自我调节能力的要求也越来越高。此外，视障儿童总体分为低视力儿童、全盲儿童，其在成长过程中感知客观环境信息的清晰程度不同，如低视力儿童较全盲儿童而言，其可以利用有限的视力模仿同龄儿童的行为：如在游戏、学习过程中制定计划、执行决策的行为与情绪情感，这样一来，低视力儿童可以较快且较为全面地提升自己的自主决策能力。但是低视力儿童同样也可以看到父母在早期教育中遇到的困难情境，以及在做出教育决策过程中的不同阻碍等情况，这些消极体验也可能会给其自身自主决定能力的发展带来消极的影响等。综合来看，

受儿童视觉障碍程度、个性特征、自身学习能力、家庭和社区环境的影响等，其自主决定能力又会呈现不同的特点。主要表现在以下两个方面。

第一，自主决定机会的数量差异可能较为显著。受场域因素的影响，如即使是视障青少年，其自我认知等维度已发展得较为良好，但是在"在家情况"维度得分最低（冷潇潇，2016），很大程度说明，视障儿童在家庭这一充满自主决定机会的场所，获得自我决定的经验仍待丰富。家庭成员、教师等担心儿童因做出不恰当的自我决定而承担风险，或者因儿童每次做决定要用很长时间等，而不给予等待的时间等，都会因过度保护的"爱之名"，减少了给予儿童发展自我、自信的机会。父母是视障儿童最主要的教育陪伴者，在日常生活中注意提供更多的教育机会，有利于儿童发展自己的能力与潜能。早期教育机构教师也因师生比例较低，教学任务繁忙等而忽视每个学生的个别需求。

第二，思维发展的缓慢将影响儿童自主决定能力的水平。在生活、社会情景做出抉择、自我调节行为与情绪的过程中，儿童还要适当地听取别人的建议、观察别人的行为等来进行自我调整。尤其是全盲的儿童，因视觉信息的获取途径缺失，导致其在思维方面尤其是社会观点的选择能力方面低于普通儿童（柯琲，雷江华，2015）。这些较为高级的思维发展的缓慢，可能会导致其自主决定发展的进程稍慢于部分明眼儿童。但是在自我意识的思维水平上，全盲儿童却占有一定的优势，其会利用更多的听觉注意力来思考自我、评价自我、规范自我行为等。

因此，结合视障儿童自主决定能力发展的特点，可以从以下两方面关注视障儿童自主决定能力培养。

一方面，在合适的时机给予视障儿童和明眼儿童同样的自主决定机会。对视障青少年的相关研究表明，视觉原因、是否有随班就读的经历、家庭所在地、是否为独生子女等人口特征对其自主决定能力的影响不显著（冷潇潇，2016）。因此，家庭成员或早期康复机构教师等作为视障儿童早期教育的主要引导者，他们在日常生活、教育活动中所提供的——尊重、等待儿童做出决定、执行决定、完成目标的环境——很重要。当然，还要关注自主决定的背后因素，视障儿童作为自主决定的主体，其早期的活动经验，如对不同地域环境的客观体验、了解不同风土人情的文化经验等，有助于建立起其与不同伙伴甚至成人之间的经验连接，提升其对某一社会活动的敏感性，进而提升其自主决定的积极主动性。

另一方面，积极在补偿能力、认知能力教育训练的过程中融入思维训练。视障儿童尤其是全盲儿童的思维训练不是一蹴而就的事情，需要在有计划的教育设计下，选择相关主题的触摸/立体绘本、创设情景活动等来丰富儿童的思维体验、提升相关认知。处于早期的视障儿童同明眼儿童一样，都有想与同伴交流自己思想、参与人际关系互动的活动之中的愿望。积极利用家庭亲子互动、朋友聚会等时机，成人与视障儿童开展思维训练主题的游戏：共同建设儿童乐园、完成积木建设工程等，都有利于发展视障儿童制定计划、调节计划与行为的能力。

第三节
促进视障儿童自主决定能力的方法

培养与发展视障儿童的自主决定能力是一项持续性的工作，要从视障儿童早期不断发展至其成年甚至是以后的阶段。在培养视障儿童自主决定的过程中，需要遵从视障儿童身心的一般规律，尤其要注意以下几点。首先，给予难度适中的机会。主要是遵循个别化和发展性原则，基于家长和教师对学生能力的认知，给予难度在儿童最近发展区范围内的任务决策机会，难度过低或过高可能会导致儿童产生厌烦或畏难情绪。其次，注意儿童实施自主决定任务期间环境的创设。主要是遵循生活化的原则，儿童所做决定必须服务于其日常活动经验、学习经验，所以让儿童实施自主决定的情景就发生在其日常生活、学习的场所，是"自然事件"所给予的机会，绞尽脑汁创设的"虚拟"机会因其不适用于儿童所接触的活动范围，反而不具备泛化的作用。

结合以上的相关原则，下面将根据0～6岁视障儿童的年龄发展顺序，列出可以发展儿童自主决定能力的一般性方法，希望可以给家长或早期教育教师的自主决定主题教学实践带来一些启发。

我虽然小，但是我会通过不断触摸某物品来表示这是我喜欢的物品，或者会通过不断走向某个地方来表示这是我喜爱的场所，每次做出这些行为后，请你及时告诉我这句话：这是我喜欢的物品名称/场地名称。

家人在做计划时，请允许我加入我可以参与的计划主题，我虽然不会说，但是我会聆听。

如果让我开展与其他小朋友一样的自由探索空间活动，我会感到很高兴，因为我也想走出自己独立的第一步。

当有小朋友在旁边玩耍时，请告诉我他们游戏的内容、方式，我表达出想参与的愿望后，请教导我如何有礼貌地加入他们的活动以及加入活动后的注意事项。

当我不知道如何从房门口走向洗漱室时，我需要有人来慢慢指导我，一边指导，一边描述动作步骤，这样我会慢慢掌握沿物行走的方法。

我想和家人一起重新装饰自己的房间，共同选择屋内的物品，并将不同的物品放在不同的位置。

当我要求主动自己刷牙、洗脸、穿衣、背书包时，请默默地给予支持鼓励，需要帮助时，我会通过语言或动作向你表示的。

如果我拉书包拉链、串珠子时一次未成功，请多给我一些时间，我需要时间来用另一种方法完成这个目标。

周围亲密的小朋友生日时，我想自己为其挑选礼物并亲自送给他/她，请帮助我走到礼物店，并向我描述礼品店的内容与礼品的特点即可。

当我活动目标达成后，我想要指导老师或家长告诉我，我完成目标的具体情况。

和小朋友游戏的过程中，我有时不会发现小伙伴较好的游戏方式方法，如果在游戏结束后，小伙伴向我分享他的游戏经验与对我的评价，我会感到很高兴。

从机构回来后，我想在家人的帮助下共同分享今天在机构的一日活动，谈论我擅长的事情、我的需要和我的希望，并一起期待明天的各种活动。

基于以上基本原则方法，我们再来回顾一下希希的案例所存在的潜在问题，针对这潜在的问题，拟制定以下教育方案。

（1）根据希希不断发展提升的多元决策、目标，家校合力提供灵活、多元的支持服务　所有的儿童都会伴随自己的发展逐步提高自己的各种目标，但是在融合环境中的儿童会有更多的资源来满足其多元目标，这需要资源教师、班级教师、学生家长之间在互通有无的基础上，利用同伴支持、学校多类课堂知识、开展主题活动等资源来保障其多元目标的实现。

（2）以学校资源教师、心理教师为专业力量来合理调节：希希追求与其他同学学习方式一样的"高要求"　做好视障学生在内所有学生的心理调适工作，是引导学生正确看待自己发展特点、自己了解其他学生发展特点的关键。资源教师从专业角度与希希探讨盲文技术、盲文资料对希希的重要性，心理教师从同理心的角度出发，分析希希制定该目标的合理性，进而适当介入伙伴的力量，让伙伴分享其对希希能力的肯定，对希希学习方式与成果的认可等。从以上全方面的角度引导希希制定合理的目标观。

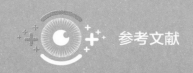 参考文献

[1] 第二次全国残疾人抽样调查办公室. 第二次全国残疾人抽样调查资料. 北京：中国统计出版社，2007.

[2] Magee L E, Kennedy J M. Exploring pictures tactually. Nature, 1980, 283(5744): 287-288.

[3] Heward W L 著. 特殊需要儿童教育导论. 肖非等译. 第8版. 北京：中国轻工业出版社，2007.

[4] 邓猛. 视觉障碍儿童的发展与教育. 北京：北京大学出版社，2011.

[5] 李林，武丽杰. 人体发育学. 第3版. 北京：人民卫生出版社，2018.

[6] 尼尔曼·雅各布. 特殊儿童教育译丛 盲童早期教育指南. 吴安安译. 南京：江苏教育出版社，2009.

[7] 王诗忠，张泓. 康复评定学. 北京：人民卫生出版社，2012.

[8] Arthur E. Jongsma, J A. Winkelstern. The special education treatment planner. John Wiley & SonsInc, 1988.

[9] 宇佐见芳弘译. 视力残疾与人类发展的探求——来自婴幼儿研究的洞察. 文理阁，2014.

[10] 肖菊英. 特殊教育辅助技术适配评估构成要素研究. 重庆师范大学，2011.

[11] 唐慧. 残疾青少年休闲娱乐状况研究. 中国青年研究. 2014，4：18-24.

[12] 朱丹. 曹中平. 残疾儿童的游戏特征及基于游戏的干预策略. 中国特殊教育. 2005，6：79-83.

[13] 徐胜,张福娟. 美国残障人士自我决定研究及对我国的启示. 心理科学，2010, 33(01):235-237, 228.

[14] Field S, M，Miller R, et al. A practical guide for teaching self-determination. Reston. VA: Council for Exceptional Children, 1998: 2.

[15] 徐胜. 特殊教育需要学生自我决定的理论与实践. 重庆：重庆出版社，2012.

[16] 冷潇潇. 视觉障碍青少年自我决定能力现状及影响因素调查研究. 重庆师范大学，2016.

[17] 柯珺，雷江华. 我国视觉障碍儿童心理研究的进展. 现代特殊教育，2015, (12): 26-30.

[18] 希拉·里德尔·利奇. 儿童行为管理.刘晶波译. 南京：南京师范大学出版社，2009.